Metodologia Científica
para a **Área de Saúde**

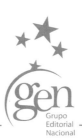

O GEN | Grupo Editorial Nacional – maior plataforma editorial brasileira no segmento científico, técnico e profissional – publica conteúdos nas áreas de ciências sociais aplicadas, exatas, humanas, jurídicas e da saúde, além de prover serviços direcionados à educação continuada e à preparação para concursos.

As editoras que integram o GEN, das mais respeitadas no mercado editorial, construíram catálogos inigualáveis, com obras decisivas para a formação acadêmica e o aperfeiçoamento de várias gerações de profissionais e estudantes, tendo se tornado sinônimo de qualidade e seriedade.

A missão do GEN e dos núcleos de conteúdo que o compõem é prover a melhor informação científica e distribuí-la de maneira flexível e conveniente, a preços justos, gerando benefícios e servindo a autores, docentes, livreiros, funcionários, colaboradores e acionistas.

Nosso comportamento ético incondicional e nossa responsabilidade social e ambiental são reforçados pela natureza educacional de nossa atividade e dão sustentabilidade ao crescimento contínuo e à rentabilidade do grupo.

Metodologia Científica
para a Área de Saúde

Sonia Vieira
Mestre e Doutora pela Universidade de São Paulo, Livre-Docente pela Universidade Estadual de Campinas, onde se aposentou como Professora Titular. Também ministrou aulas na Universidade Estadual Paulista, na Universidade Federal de São Carlos, na Faculdade São Leopoldo Mandic e na Universidade São Camilo. Fez Pós-Doutorado na Universidade da Califórnia, na Universidade Yale e na Schloss Leopoldskron (Salzburg Global Seminar). Foi membro da Comissão Nacional de Ética em Pesquisa do Ministério da Saúde. Tem diversos artigos publicados em revistas científicas nacionais e internacionais e é autora de vários livros. Tem um *blog* (soniavieira.blogspot.com) e um *site* (www.profasoniavieira.com).

William Saad Hossne (*in memoriam*)
Notória folha de serviços prestados à ciência brasileira: foi Diretor da Faculdade de Medicina de Botucatu, da Universidade Estadual Paulista e Reitor da Universidade Federal de São Carlos. Foi Diretor Científico da Fundação de Amparo à Pesquisa do Estado de São Paulo (FAPESP) em duas gestões, presidiu o Grupo Executivo que elaborou a Resolução nº 196/96 do Conselho Nacional de Saúde, foi Presidente da Comissão Nacional de Ética em Pesquisa do Ministério da Saúde, fundou a Sociedade Brasileira de Bioética, foi Presidente da Comissão de Ensino Médico do Ministério da Educação e da Associação Brasileira de Educação Médica (ABEM).

3ª edição

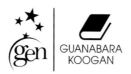

■ Os autores deste livro e a editora empenharam seus melhores esforços para assegurar que as informações e os procedimentos apresentados no texto estejam em acordo com os padrões aceitos à época da publicação, e *todos os dados foram atualizados pelos autores até a data de fechamento do livro.* Entretanto, tendo em conta a evolução das ciências, as atualizações legislativas, as mudanças regulamentares governamentais e o constante fluxo de novas informações sobre os temas que constam do livro, recomendamos enfaticamente que os leitores consultem sempre outras fontes fidedignas, de modo a se certificarem de que as informações contidas no texto estão corretas e de que não houve alterações nas recomendações ou na legislação regulamentadora.

■ **Data de fechamento do livro:** 28/05/2021.

■ Os autores e a editora se empenharam para citar adequadamente e dar o devido crédito a todos os detentores de direitos autorais de qualquer material utilizado neste livro, dispondo-se a possíveis acertos posteriores caso, inadvertida e involuntariamente, a identificação de algum deles tenha sido omitida.

■ **Atendimento ao cliente: (11) 5080-0751 | faleconosco@grupogen.com.br**

■ Direitos exclusivos para a língua portuguesa
Copyright © 2021 by
GEN | Grupo Editorial Nacional S.A.
Publicado pelo selo Editora Guanabara Koogan Ltda.
Travessa do Ouvidor, 11
Rio de Janeiro – RJ – 20040-040
www.grupogen.com.br

■ Reservados todos os direitos. É proibida a duplicação ou reprodução deste volume, no todo ou em parte, em quaisquer formas ou por quaisquer meios (eletrônico, mecânico, gravação, fotocópia, distribuição pela Internet ou outros), sem permissão, por escrito, do GEN I Grupo Editorial Nacional Participações S/A.

■ Capa: Bruno Sales

■ Créditos da imagem: iStock

■ Editoração Eletrônica: Fabricando Ideias Design Editorial

■ Ficha catalográfica

CIP-BRASIL. CATALOGAÇÃO NA PUBLICAÇÃO
SINDICATO NACIONAL DOS EDITORES DE LIVROS, RJ

V718m
3. ed.

Vieira, Sonia, 1942-

Metodologia científica para a área de saúde / Sonia Vieira, William Saad Hossne. – 3. ed. – Rio de Janeiro : GEN | Grupo Editorial Nacional S/A. Publicado pelo selo Editora Guanabara Koogan Ltda., 2021.
248 p. : il. ; 23 cm.

Apêndice
Inclui bibliografia
ISBN 9788595158139

1. Ciências médicas – Pesquisa – Metodologia. 2. Bioestatística. I. Hossne, William Saad. II. Título.

21-69947	CDD: 570.15195
	CDU: 57.087.1

Camila Donis Hartmann - Bibliotecária - CRB-7/6472

Um fêmur consolidado com aproximadamente 15 mil anos, encontrado em um sítio arqueológico, é, segundo a antropóloga Margaret Mead, o primeiro sinal de civilização em uma cultura. No reino animal, um fêmur fraturado leva à morte, porque não há como o animal buscar água ou alimento, se proteger das intempéries e dos predadores. Um fêmur fraturado e depois consolidado é a evidência de que alguém despendeu seu tempo para ficar com a pessoa que caiu e cuidar da fratura, levar a pessoa até um lugar seguro e tratá-la até a recuperação. Dar ajuda a alguém que precisa de cuidados, ter empatia, é por onde a civilização começa.

Byock I. *The best care possible: A physician quest to transform care through the end of life.* New York, Avery, 2012.

Prefácio

O emprego da análise estatística na pesquisa biomédica constitui, sem dúvida alguma, um fenômeno marcante. Esse aprimoramento da metodologia científica levou não somente à maior objetividade na análise dos resultados, como também ao aprofundamento do espírito crítico do pesquisador. Desse modo, procurou-se substituir a impressão na base do "eu acho" pela análise criteriosa dos achados.

O fenômeno, no entanto, foi acompanhado de algumas distorções de certa gravidade. Assim, alguns passaram a considerar a análise estatística como ornamento indispensável para um trabalho de pesquisa, sem atentar para a indicação, conveniência e adequação da metodologia; outros – como já disse alguém – usavam a análise estatística como o bêbado usa o poste, isto é, como ponto de apoio, e não fonte de iluminação.

Não deixaram de surgir, principalmente nas áreas aplicadas, grupos que se digladiavam: um grupo querendo ver estatística aplicada sempre, mesmo quando desnecessária, e o outro repudiando a estatística sistematicamente, com o argumento de que os fenômenos biológicos, tão variados e complexos, não podiam ser submetidos às ciências exatas. Em outras palavras, a "técnica" não podia superar a "arte".

Embora tenham ocorrido tropeços, a metodologia estatística ganhou, gradativamente, espaço nas pesquisas feitas na área de saúde; o que, é claro, não foi um processo fácil. De um lado, o pesquisador, sem conhecimento de delineamento de pesquisa e de

METODOLOGIA CIENTÍFICA PARA A ÁREA DE SAÚDE

técnicas estatísticas, conduzia a pesquisa e depois procurava o estatístico, muitas vezes sem nem saber o que desejava fazer com seus dados. Não era rara a indagação ao estatístico: "será que esses dados dão tese?". Do outro lado, o estatístico, sem formação em biologia e sem conhecimento da natureza dos fenômenos estudados, sem entender a lógica da pesquisa e sem informação quanto ao modo como os dados haviam sido coletados. Aplicava, então, testes estatísticos, muitas vezes de maneira inadequada ou, até mesmo, errada.

Apesar dessas distorções, ou, principalmente, em razão dessas distorções, busca-se compreender, cada vez mais, o papel da estatística na pesquisa biomédica. Como resultado, noções essenciais como "delineamento", "variabilidade" e "hipótese" vêm sendo mais bem assimiladas pelos profissionais da área de saúde.

Contudo, às vezes, o clínico ainda se pergunta: "será que o estudo de médias, porcentagens, significância estatística pode ser mais importante que o estudo do caso?". Dito de outra maneira, ao paciente interessa o que acontece com ele ou o que acontece com mais frequência? É lógico que ao paciente interessa o que acontece com ele. No entanto, para saber o que acontece com determinado paciente, é preciso saber o que ocorre em situações análogas à desse paciente, exatamente para entender o que acontece com ele. Em outras palavras, a metodologia deve trazer elementos para a compreensão do fenômeno em geral, e do indivíduo, em particular.

Não há, portanto, paradoxo real no fato de a metodologia estatística, que tem seus primórdios ligados às ciências físicas e naturais, ser aplicada às ciências da saúde. Importante é aprender a aplicar essa metodologia e saber respeitar a dignidade do ser humano. Em suma, importante é valorizar o projeto de pesquisa em seus aspectos essenciais, que incluem o delineamento estatístico correto e o comportamento ético.

Este livro apresenta alguns tópicos da metodologia científica quantitativa aplicada à área de saúde. Os capítulos estão organizados de maneira didática, de modo a satisfazer tanto o leitor menos informado quanto o mais bem informado sobre o assunto. São dados exemplos de diversas áreas, apesar de não ser fácil encontrá-los, visto que estudos clínicos são muito complexos e é preciso lê-los na íntegra para buscar o detalhe que possa ilustrar um ponto específico do método em discussão.

Este trabalho somente foi possível porque muitas pessoas nos encorajaram a escrever. Ficam aqui registrados nossos agradecimentos aos professores que leram os manuscritos e fizeram sugestões: Bruno Rodolfo Schlemper Junior, da Universidade Federal de Santa Catarina; Paulo Christo Coutinho da Silva, do Hospital São Camilo; Marcos de Almeida e José Marques Filho, do Centro Universitário São Camilo.

William Saad Hossne
São Paulo, agosto de 2015.

Agradecimentos

Os familiares de William Saad Hossne agradecem à Professora Sonia Vieira e se somam a ela no agradecimento à Editora pelo trabalho realizado.

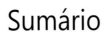

Sumário

1. Noções Básicas 1
O que é pesquisa? 1
O que é pesquisa envolvendo seres humanos? 4
   O que é participante ou sujeito de pesquisa? 5
   O que são Termo de Consentimento Livre e Esclarecido, Consentimento Informado e Termo de Assentimento? 7
   O que é protocolo de pesquisa? 9
   O que são Comitê de Ética em Pesquisa e Comissão Nacional de Ética em Pesquisa? 10
   Quais são os passos para iniciar uma pesquisa em seres humanos? ... 12
   Onde são feitas as pesquisas envolvendo seres humanos e com quais recursos? 15
   Os participantes de pesquisa podem sofrer danos? 16
   O que é estudo clínico? 19
Resumo 20

2. Ensaios Clínicos: Definições 23
O que é um ensaio clínico? 23
O que são controle negativo, controle positivo e controle histórico? ... 25
O que é ensaio em paralelo? 28
O que é braço do ensaio? 28
   Como os participantes são designados para cada braço do ensaio? ... 32
Existe alternativa para a randomização? 40

METODOLOGIA CIENTÍFICA PARA A ÁREA DE SAÚDE

Quando o ensaio clínico termina? 44

Resumo 44

3. Ensaios Clínicos: Mais Definições 47

O que é desfecho de um ensaio? 49

O que é desfecho substituto? 52

O que são ensaios cegos, duplamente cegos, triplamente cegos, abertos? 53

O que são participantes ingênuos em ensaios clínicos? 58

O que é confundimento? 62

O que é *washout*? 64

O que é período de *run-in*? 65

O que são intenção de tratar e análise por protocolo? 67

O que é LOCF? 70

O que é *follow-up*? 71

Resumo 72

4. Delineamento de Ensaios Clínicos 75

O que é delineamento do ensaio? 76

O que é ensaio clínico randomizado? 76

O que é randomização blocada? 78

O que é randomização estratificada? 82

O que é delineamento cruzado? 87

O que é delineamento por órgãos emparelhados? 89

O que são ensaios não randômicos "antes e depois"? 90

O que é delineamento fatorial? 91

O que são ensaios multicêntricos? 96

Por que são necessários delineamentos complexos? 98

Resumo 100

5. Ensaios Randomizados: Trabalhando os Dados 103

O que são análise primária e análise secundária? 104

O que é análise interina? 104

O que é delineamento adaptável? 108

Como se relata um ensaio? 109

METODOLOGIA CIENTÍFICA PARA A ÁREA DE SAÚDE

Onde ocorrem as falhas mais comuns? 112

Questões do desfecho 112

Validade do delineamento 114

Tamanho da amostra 115

Dados discrepantes, perdidos e censurados 116

Dados discrepantes 116

Dados faltantes ou perdidos 116

Dados censurados 119

Devem ser usados dados obtidos de forma não ética? 119

Resumo 120

6. Ensaios Clínicos em Farmacologia e Cirurgia 123

Ensaios clínicos em farmacologia 124

Fases de uma pesquisa clínica em farmacologia 124

Fase I: teste de segurança 125

Fase II: teste de efetividade 126

Fase III: teste de eficácia em grandes amostras 127

Fase IV: teste dos efeitos a longo prazo 128

Outras fases 130

Fase 0 130

Fases II a e II b 130

Ensaios clínicos com vacinas 131

Ensaios exploratórios e ensaios pragmáticos 133

Ensaios de superioridade, de equivalência, de não inferioridade 138

Ensaios em cirurgia 142

Resumo 144

7. Estudos Observacionais 147

O que é estudo coorte? 149

O que é estudo coorte prospectivo? 150

O que é estudo coorte retrospectivo? 152

O que são estudos retrospectivos e estudos de caso-controle? 154

Qual é a diferença entre o estudo coorte retrospectivo e o estudo
retrospectivo ou de caso-controle? 158

METODOLOGIA CIENTÍFICA PARA A ÁREA DE SAÚDE

O que é estudo transversal?.. 159
O que é estudo de casos? 161
Resumo.. 164

8. Medicina Baseada em Evidências.................................... 167
O que é medicina baseada em evidências? 168
O que é revisão sistemática da literatura? 170
O que é metanálise?... 174
Como são escolhidos os trabalhos que devem ser revistos?.............. 177
Como se julga a qualidade de um estudo clínico?.................. 179
O que é pesquisa documental?... 183
Resumo.. 183

9. Estatística: Mito e Realidade...................................... 185
Teste estatístico é prova?.. 185
O que significa p-valor?.. 187
Estatisticamente significante *versus* clinicamente importante 189
O que são resultados negativos?... 191
Comentários finais... 192

Referências Bibliográficas... 193

Apêndices 213
Apêndice 1. Folha de verificação dos requisitos mínimos que um ensaio clínico deve apresentar. International Committee of Medical Journals Editors – ICMJE, 2005. 213
Apêndice 2. Folha de verificação dos requisitos mínimos que um ensaio clínico deve apresentar. Grupo CONSORT............................... 215
Apêndice 3. Folha de verificação de itens que devem ser incluídos no relato de uma revisão sistemática ou metanálise 219

Índice Alfabético... 225

1

Noções Básicas

Para melhorar a qualidade de vida do homem e sua relação com o meio ambiente, é preciso buscar continuadamente novas e melhores formas de prevenir, diagnosticar, controlar e tratar doenças. Por essa razão, o profissional da área de saúde deve estar sempre estudando. Precisa também de experiência clínica – sem ela, a prática fica tiranizada pela busca incessante de informação nos textos acadêmicos. O bom profissional da área de saúde agrega, à experiência clínica, a melhor evidência externa disponível.[1]

Essa evidência é conhecida como medicina baseada em evidências, que é a integração da experiência clínica com o conhecimento de pesquisas relevantes e atuais. A medicina baseada em evidências é, portanto, interdisciplinar, porque agrega ao saber médico conhecimentos de métodos científicos, de bioestatística e epidemiologia, para fornecer "o cuidado certo no momento certo para o paciente certo".[2]

Este livro apresenta os fundamentos do método científico para pesquisas com seres humanos, e deve, portanto, ajudar tanto os que fazem pesquisas como aqueles que leem literatura especializada nessa área.

O que é pesquisa?

Pesquisa – procedimento sistemático de investigação para rever ou ampliar o conhecimento existente, descobrir novos fatos, discutir novas formas de pensar, retificar antigas conclusões, desenvolver novas tecnologias, estabelecer novas teorias.

METODOLOGIA CIENTÍFICA PARA A ÁREA DE SAÚDE

Em linhas gerais, uma pesquisa pode ser básica ou aplicada. A pesquisa básica aumenta o conhecimento científico; a aplicada utiliza esse conhecimento para resolver problemas e desenvolver novas técnicas e novos produtos. Toda pesquisa envolve riscos e incertezas. Logo, o pesquisador precisa de *dados* que tragam evidências suficientes para sua argumentação.

Método de pesquisa é a estratégia usada pelo pesquisador para coletar as informações de que precisa para desenvolver seu projeto. A pesquisa pode ser feita conforme um de dois métodos, sendo então identificada como:

- Pesquisa qualitativa
- Pesquisa quantitativa.

A *pesquisa qualitativa* tem o objetivo de entender o comportamento das pessoas, suas opiniões, suas atitudes, suas crenças, seus medos. Está, portanto, relacionada com o significado que as pessoas atribuem a suas experiências e com o modo como entendem o mundo em que vivemos. O que caracteriza a pesquisa qualitativa é o fato de a análise das informações coletadas ser totalmente subjetiva – não usar números, não usar estatística. Um exemplo de pesquisa qualitativa são as entrevistas não estruturadas, isto é, aquelas em que o entrevistado responde a perguntas usando suas próprias palavras.

A *pesquisa quantitativa* tem o objetivo de contar, ordenar e medir para estabelecer a frequência e a distribuição dos fenômenos, para buscar padrões de relação entre variáveis, testar hipóteses e estabelecer margens de erro para as estimativas. O pesquisador da área quantitativa levanta, portanto, *dados numéricos*, que são submetidos à análise estatística. Os estudos clínicos são pesquisas quantitativas.[3] Veja um resumo dessas considerações na Figura 1-1.

Pode parecer que a pesquisa qualitativa ofereça mais detalhes do caso e que a pesquisa quantitativa tenha maior precisão. No entanto, qualquer pesquisa traz apenas uma descrição parcial de um fenômeno. Um estudo conduzido pelo método quantitativo pode gerar questões que precisam ser tratadas por método qualitativo e vice-versa.[4]

Capítulo 1. Noções Básicas

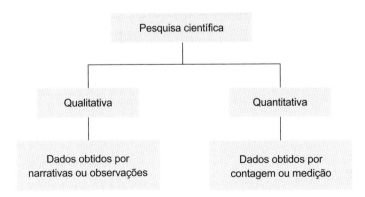

Figura 1-1 Métodos de pesquisa.

> **Exemplo 1-1**
>
> Um pesquisador que pretenda estudar a experiência subjetiva com uma doença mental crônica deve entrevistar alguns pacientes para conhecer seus históricos e depois proceder à análise detalhada dos achados. Já o pesquisador que pretenda estudar a frequência e a distribuição dessas doenças na população, ou testar hipóteses, deve proceder a uma pesquisa quantitativa, levantando dados de grande número de pessoas, para depois analisar os resultados. Os dois métodos de pesquisa não são, portanto, nem opostos, nem oponentes; ao contrário, são complementares.[5]

Diante de realidades pouco conhecidas, devem ser propostas pesquisas qualitativas; contudo, nas áreas em que existem conhecimentos consagrados, devem ser feitas pesquisas quantitativas. Portanto, o pesquisador deve escolher o método em função da pergunta a que pretende responder. Tentar acentuar a dicotomia entre pesquisa quantitativa e pesquisa qualitativa não é consistente com a boa ciência. O que deve prevalecer é a ideia de um *continuum*, em que a pesquisa qualitativa traz estratégias fundamentais que são depois aproveitadas na pesquisa quantitativa.[6]

O que é pesquisa envolvendo seres humanos?

A ideia de experimentar tratamentos novos em pacientes vem de tempos imemoriais. Neste livro, vamos tratar apenas dos métodos atuais de fazer pesquisa envolvendo seres humanos, além de mencionar regulamentos, leis e diretrizes. Para começar, é importante saber que no Brasil as pesquisas com seres humanos estão subordinadas à Comissão Nacional de Ética em Pesquisa (CONEP), que é uma comissão do Conselho Nacional de Saúde (CNS),[7] órgão vinculado ao Ministério da Saúde e à Agência Nacional de Vigilância Sanitária (ANVISA),[8] agência reguladora também vinculada ao Ministério da Saúde. Afinal, a investigação científica – como toda atividade profissional – necessita de controles sociais.

A CONEP foi criada por meio da Resolução nº 196/96 e com constituição designada pela Resolução nº 246/97, com a função de programar as normas e diretrizes regulamentadoras de pesquisas envolvendo seres humanos. Tem funções consultiva, deliberativa, normativa e educativa.[9]

A ANVISA faz o controle de medicamentos, cosméticos, alimentos, equipamentos médicos, materiais biológicos e produtos derivados do sangue humano. É responsável por revisar e aprovar os documentos regulamentares para iniciar uma pesquisa com seres humanos na área de sua competência. Nesses casos, os processos da CONEP e da ANVISA devem correr simultaneamente.

A definição de *pesquisa envolvendo seres humanos* está na Resolução CNS nº 466/2012,[10] que dispõe sobre as diretrizes e normas regulamentadoras de todas as pesquisas feitas no Brasil envolvendo seres humanos.

> *Pesquisa envolvendo seres humanos* – pesquisa que, individual ou coletivamente, tenha como participante o ser humano, em sua totalidade ou partes dele, e o envolva de forma direta ou indireta, incluindo o manejo de seus dados, informações ou materiais biológicos. (Resolução CNS nº 466/2012, item II.14)

Capítulo 1. Noções Básicas

Na resolução citada, também consta a definição:

Pesquisas em reprodução humana – pesquisas que se ocupam com o funcionamento do aparelho reprodutor, procriação e fatores que afetam a saúde reprodutiva de humanos, sendo que nesses estudos serão considerados "participantes da pesquisa" todos os que forem afetados pelos procedimentos dela. (Resolução CNS nº 466/2012, item II.13)

O que é participante ou sujeito de pesquisa?

Participante de pesquisa ou *sujeito de pesquisa* é a pessoa que se submete a um programa de pesquisa no Brasil. Há divergências quanto ao melhor termo. Os que defendem o uso de *participante* consideram *sujeito de pesquisa* um termo inadequado, porque remete à ideia de sujeição, submissão, acatamento. Os que usam sujeito de pesquisa consideram o termo *participante* impróprio para designar quem se submete à pesquisa, porque participantes seriam as pessoas que trabalham na condução da pesquisa. São estas as definições:

Participante da pesquisa – indivíduo que, de forma esclarecida e voluntária, ou sob o esclarecimento e autorização de seu(s) responsável(eis) legal(is), aceita ser pesquisado. A participação deve se dar de forma gratuita, ressalvadas as pesquisas clínicas de Fase I ou de bioequivalência. (Resolução CNS nº 466/2012, item II)

Sujeito de pesquisa – indivíduo que participa de um ensaio clínico tanto como recipiente do(s) produto(s) sob investigação como controle. Indivíduo ou pessoa podem ser usados com o mesmo sentido. (OPAS, *Boas Práticas Clínicas*)[11]

Grande parte das pesquisas na área de saúde inclui apenas participante ou sujeito com a doença ou a condição estudada. Nesses casos, um termo alternativo para participante ou sujeito seria *paciente*. Também são feitas pesquisas para comparar pessoas sadias com pessoas doentes. Quando a conotação de doença for inadequada, poderiam ser usados termos como *pessoas, voluntários, indivíduos*.[12]

Nos testes de vacinas, nas pesquisas sobre prevenção de doenças e nas pesquisas para conhecer melhor a fisiologia humana, participam apenas pessoas sadias.[13] Essas pessoas são referidas como *voluntários de pesquisa*. Nos testes de vacinas e nas pesquisas sobre prevenção de doenças, os voluntários são recrutados entre aqueles que têm maior risco de ter a doença. Nas pesquisas para conhecer melhor a fisiologia humana e nos testes de medicamentos em Fase I, esses voluntários são, em geral, recrutados entre estudantes universitários, empregados de empresas, profissionais de saúde e jovens que estão prestando serviço militar.

Relativamente, poucas pesquisas são feitas com *vulneráveis*. As pessoas são consideradas vulneráveis porque, dadas as circunstâncias, têm sua capacidade de decisão reduzida. É o caso de internos em asilos, pessoas com perturbação ou doença mental, as extremamente debilitadas, doentes terminais, pessoas em pobreza extrema, presidiários, refugiados, pacientes em situação de emergência.

> *Vulnerabilidade* – estado de pessoas ou grupos que, por quaisquer razões ou motivos, tenham a sua capacidade de autodeterminação reduzida ou impedida, ou de qualquer forma estejam impedidos de opor resistência, sobretudo no que se refere ao consentimento livre e esclarecido. (Resolução CNS nº 466/2012, item II.25)

Também merecem atenção especial as populações indígenas.[14]

As definições dadas até aqui assumem que a pessoa é a unidade na qual o tratamento é aplicado. No entanto, em certos contextos, a unidade pode ser parte de uma pessoa (p. ex., um olho em tratamento experimental, o outro olho como controle[15]) ou um grupo de pessoas: um domicílio, um setor censitário, uma comunidade.

O que são Termo de Consentimento Livre e Esclarecido, Consentimento Informado e Termo de Assentimento?

O *Termo de Consentimento Livre e Esclarecido* (TCLE), como o define a CONEP, ou o *Consentimento Informado* (CI), conceituado no documento das Américas, é um documento assinado pelo participante de pesquisa ou por seu representante legal, para proteger principalmente o participante, mas também para proteção do pesquisador e da instituição. São estas as definições:

> *Termo de Consentimento Livre e Esclarecido (TCLE)* – documento no qual é explicitado o consentimento livre e esclarecido do participante e/ou de seu responsável legal, de forma escrita, devendo conter todas as informações necessárias, em linguagem clara e objetiva, de fácil entendimento, para o mais completo esclarecimento sobre a pesquisa a qual se propõe participar. (Resolução CNS nº 466/2012, item II.23)
>
> *Consentimento Informado (CI)* – processo por meio do qual um sujeito confirma voluntariamente seu desejo de participar de um estudo, particularmente após ter sido informado sobre todos os aspectos relevantes à sua decisão de participar. O consentimento informado é documentado em um formulário de consentimento escrito, assinado e datado. (OPAS, *Boas Práticas Clínicas*)

É *obrigatório* obter consentimento do participante. A lógica dessa exigência repousa na confiança que deve existir entre participante da pesquisa e pesquisador, durante todo o estudo. O TCLE e o CI devem ser escritos em linguagem do dia a dia, de forma que possam ser compreendidos por quem é seu destinatário; os termos técnicos devem ser amplamente explicados. Idealmente, o TCLE deve descrever, evitando termos técnicos:

- Finalidade da pesquisa, procedimentos, duração
- Identificação do responsável pela pesquisa e a quem o participante deve procurar, caso precise

METODOLOGIA CIENTÍFICA PARA A ÁREA DE SAÚDE

- Compromissos do participante
- Explicações sobre desconfortos e possíveis danos
- Explicações sobre possíveis benefícios
- Alternativas de tratamento, caso existam
- Se for o caso, explicação sobre a possibilidade de receber placebo
- Garantia da possibilidade de recusa, ou de se retirar a qualquer momento sem penalização
- Garantia de ressarcimento de despesas decorrentes de participar na pesquisa
- Explicação sobre a possibilidade de indenização.

De qualquer modo, a pessoa convidada a participar de um estudo clínico mostra que compreendeu a situação se, depois de ler o TCLE, puder responder às seguintes questões:

- A quais intervenções o participante será submetido e por quanto tempo?
- Quem fará essas intervenções?
- Quais condutas do participante (como, por exemplo, faltar a duas visitas agendadas) o excluirão do estudo?
- Que riscos estão envolvidos?
- Quais benefícios podem ser esperados?
- Em que momento o participante pode se retirar, se assim o desejar?
- Se for um ensaio clínico, o participante de pesquisa poderá continuar recebendo o mesmo tratamento, depois que a pesquisa terminar?
- Em caso de dúvida, quem o participante de pesquisa deve procurar?

Nos casos em que a pesquisa é feita com menores de idade ou legalmente incapazes, o pesquisador precisa obter o TCLE assinado pelo representante legal e o *Termo de Assentimento* do próprio

Capítulo 1. Noções Básicas

participante, que torne *evidente* que essa pessoa concordou em ser submetida à pesquisa.

> *Termo de Assentimento* – documento elaborado em linguagem acessível para os menores ou para os legalmente incapazes, por meio do qual, após os participantes da pesquisa serem devidamente esclarecidos, explicitarão sua anuência em participar da pesquisa, sem prejuízo do consentimento de seus responsáveis legais. (Resolução CNS nº 466/2012, item II.24)

O que é protocolo de pesquisa?

Toda pesquisa em seres humanos é obrigatoriamente pautada por um *protocolo de pesquisa*, que deve apresentar, detalhadamente e por escrito, os objetivos, o delineamento e os métodos que serão adotados no estudo. Deve ter, também, uma explicação sobre o tipo de participante que será recrutado e uma cópia do TCLE. Deve incluir os currículos dos pesquisadores envolvidos e fornecer uma descrição das instalações e das condições do local onde o estudo será conduzido.

Para montar um protocolo de pesquisa, o pesquisador deve consultar as instruções da instituição em que pretende desenvolver seu trabalho e preencher formulários específicos. De qualquer forma, são básicas as definições:

> *Protocolo de pesquisa* – conjunto de documentos contemplando a descrição da pesquisa em seus aspectos fundamentais e as informações relativas ao participante da pesquisa, à qualificação dos pesquisadores e a todas as instâncias responsáveis. (Resolução CNS nº 466/2012, item II.17)

> *Protocolo de pesquisa* – documento que descreve os objetivos, desenho, metodologia, considerações estatísticas e organização do estudo. Provê também o contexto e a fundamentação da pesquisa.[16]

METODOLOGIA CIENTÍFICA PARA A ÁREA DE SAÚDE

No Brasil, o protocolo de pesquisa compreende vários documentos, enquanto em outros países ele pode referir-se apenas à descrição do projeto de pesquisa, que deve ser bem detalhado.[17]

O que são Comitê de Ética em Pesquisa e Comissão Nacional de Ética em Pesquisa?

A avaliação de um protocolo de pesquisa é feita por um grupo de pessoas independentes para garantir que os riscos ao participante sejam tão baixos quanto possível e valham a pena, dados os benefícios esperados. Para isso, foram criados o Comitê de Ética em Pesquisa (CEP) e a CONEP.

> *Comitês de Ética em Pesquisa (CEP)* – colegiados interdisciplinares e independentes, de relevância pública, de caráter consultivo, deliberativo e educativo, criados para defender os interesses dos participantes da pesquisa em sua integridade e dignidade e para contribuir no desenvolvimento da pesquisa dentro de padrões éticos. (Resolução CNS nº 466/2012, item VII)
>
> *Comitê de Ética em Pesquisa (CEP)* – colegiado interdisciplinar e independente, com "múnus" público, de caráter consultivo, deliberativo e educativo, registrado na Comissão Nacional de Ética em Pesquisa (CONEP) conforme Resolução CNS 196/96, criado para defender os interesses, segurança e bem-estar dos sujeitos da pesquisa em sua integridade e dignidade e para contribuir no desenvolvimento da pesquisa dentro dos padrões éticos. (ANVISA, RDC nº 39/2008)

No Brasil, nenhum pesquisador da área de saúde pode iniciar uma pesquisa em seres humanos sem a aprovação de um CEP, que tem a prerrogativa de aprovar, pedir revisão ou reprovar um projeto. Os CEPs estão subordinados à CONEP.

> *Comissão Nacional de Ética em Pesquisa (CONEP)* – instância colegiada, de natureza consultiva, deliberativa, normativa, educativa e independente, vinculada ao Conselho Nacional de Saúde/MS. (Resolução CNS nº 466/2012, item VII.3)
>
> *Comissão Nacional de Ética em Pesquisa (CONEP)* – instância colegiada, de natureza consultiva, deliberativa, normativa, educativa e independente, vinculada ao Conselho Nacional de Saúde, criada pela Resolução CNS 196/96. (ANVISA, RDC nº 39/2008, art. 8º)

Os CEPs e a CONEP são multidisciplinares, pois são formados por profissionais de áreas diversas, representantes da comunidade e representantes de usuários do sistema de saúde da instituição. Eles pertencem às instituições, mas devem ser independentes da administração, para que possam avaliar aspectos relacionados com a ética do projeto conforme seus próprios critérios.

Todo protocolo de pesquisa precisa ser aprovado e estar monitorado por um CEP, que também assessora os pesquisadores, quando isso se faz necessário. Se, por uma razão justa, o protocolo não puder ser obedecido na forma como foi proposto, é preciso fazer uma justificativa por escrito, juntá-la ao protocolo e encaminhar o projeto ao CEP, para novo julgamento.

> O protocolo a ser submetido à revisão ética somente será apreciado se for apresentada toda documentação solicitada pelo Sistema CEP/CONEP, considerada a natureza e as especificidades de cada pesquisa. A Plataforma BRASIL é o sistema oficial de lançamento de pesquisas para análise e monitoramento do Sistema CEP/CONEP. (Resolução CNS nº 466/2012, item VI)

Ainda, é obrigatório o registro da pesquisa clínica no Registro Brasileiro de Ensaios Clínicos (ReBEC).[18] Devem ser registradas todas as pesquisas clínicas com participantes brasileiros, em todas as áreas de saúde. Mas o que é esse Registro?

METODOLOGIA CIENTÍFICA PARA A ÁREA DE SAÚDE

> *Registro Brasileiro de Ensaios Clínicos (ReBEC)* – plataforma virtual de acesso livre para registro de estudos experimentais e não experimentais realizados em seres humanos, em andamento ou finalizados, por pesquisadores brasileiros e estrangeiros. O ReBEC é um projeto conjunto do Ministério da Saúde, da Organização Pan-Americana de Saúde (OPAS) e da Fiocruz. Seu comitê executivo é composto pelas instituições supracitadas e pela ANVISA.

Quais são os passos para iniciar uma pesquisa em seres humanos?

Uma pesquisa envolvendo seres humanos começa com a *triagem (screening)* de participantes em potencial, isto é, identificando pessoas que, aparentemente, atendam às características que serão estudadas. São, então, verificados critérios de inclusão e critérios de exclusão:

- *Critérios de inclusão* (*inclusion criteria*) são as características que os possíveis participantes devem ter para que sejam selecionados para o estudo
- *Critérios de exclusão* (*exclusion criteria*) são as características dos possíveis participantes que os impedem de serem selecionados para o estudo.

Os critérios de inclusão e exclusão devem explicitar fatores como sexo, idade, estágio da doença, raça, condição socioeconômica. Se forem incluídas (ou excluídas) pessoas de determinadas faixas etárias, de determinadas raças ou se for excluído um dos sexos, o motivo desse procedimento deve ser explicado.

É importante definir cuidadosamente os critérios de inclusão e exclusão, porque são eles que estabelecem a população para a qual os resultados serão generalizados. Por exemplo, se o estudo foi feito com adultos, seus resultados só podem ser estendidos para adultos – *não* para crianças. Se participantes com deficiência física foram excluídos, os resultados do estudo *não* podem ser estendidos para essas pessoas.

Os critérios de exclusão também devem retirar do estudo pessoas que poderiam ser prejudicadas, tais como aquelas com doenças concomitantes e pessoas vulneráveis (p. ex., deficientes mentais). Isso não significa que essas pessoas não possam participar de estudos clínicos – elas devem ser recrutadas em estudos que as contemplem nos critérios de inclusão. Além disso, devem ser excluídas as pessoas que não puderem ir ao centro de pesquisa nas ocasiões em que o protocolo exige.

Exemplo 1-2

Para um ensaio clínico sobre quimioterapia para casos de câncer de mama, o critério de inclusão poderia ser o de mulheres na pós-menopausa com idades entre 50 e 75 anos no estágio II da doença. Caso as drogas usadas apresentem potencial nefrotóxico, o critério de exclusão deve ser de mulheres com disfunção renal.

Critérios de inclusão e exclusão devem ser usados para avaliar se o estudo é adequado aos participantes, se eles estão seguros e se existe a garantia de que os pesquisadores darão as informações de que precisam. Portanto, não podem ser usados para aceitar ou rejeitar participantes por razões pessoais.

Critérios de elegibilidade são os principais requisitos ou características que devem ter as pessoas que desejam participar de um estudo clínico. Nos critérios de elegibilidade, deve haver informações sobre requisitos como idade ou faixa etária, sexo etc. e se serão incluídos voluntários saudáveis.

É importante notar que, no *planejamento da pesquisa*, critérios de inclusão e exclusão devem ser explicitados separadamente; no entanto, terminada essa fase, esses critérios podem ser descritos apenas como critérios de elegibilidade.

Verificada a *elegibilidade* (*elegibility*), procede-se ao *recrutamento* (*recruitment*), ou seja, as pessoas são convidadas para participar da pesquisa. Somente podem participar pessoas que concordem e assinem o TCLE.

Sempre decorre certo período entre o recrutamento do paciente e o início dos trabalhos.[19] O pesquisador deve empenhar-se em verificar, nesse período, se o paciente atende, de fato, aos critérios de elegibilidade. Pacientes que não atendam a esses critérios devem ser excluídos.

Procede-se, então, à *inscrição* (*enrollment*) das pessoas como participantes de pesquisa e tomam-se as *linhas de base* (*baselines*),[20] para início do estudo. Tais dados referem-se a características demográficas (idade, sexo/gênero, raça e etnia) e algumas medidas específicas, como pressão sanguínea. Dados levantados até a matrícula não podem ser usados na análise dos resultados. Veja a Figura 1-2.

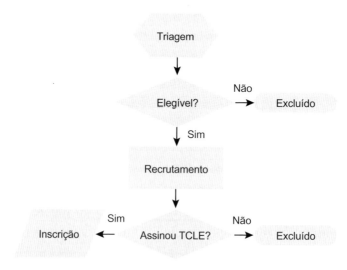

Figura 1-2 Fluxograma para início de ensaio clínico.

O número de participantes (tamanho da amostra) de estudos clínicos deve ser determinado por critérios estatísticos; contudo, recomenda-se que os pesquisadores recrutem mais pessoas que o necessário, porque muitas desistem de participar no decorrer do estudo, os chamados *dropouts*. Somente recrutando mais do que o "número alvo" de participantes determinado por estatística o pesquisador pode chegar ao final do estudo com um número adequado de participantes e alcançar resultados confiáveis.

Exemplo 1-3

Para levantar informações sobre cuidados médicos que mais influenciam a satisfação com o tratamento e a possível recomendação dos serviços do hospital para outras pessoas, foi obtida uma amostra de pacientes que haviam sido internados em um hospital da Escócia.[21] Foram enviados pelo correio 3.592 questionários, feitos dois repasses e recebidas 2.249 respostas. A perda de possíveis participantes, que foi de aproximadamente 37%, provavelmente seria muito maior no Brasil.

Onde são feitas as pesquisas envolvendo seres humanos e com quais recursos?

No Brasil, a maioria das pesquisas envolvendo seres humanos é feita em centros universitários públicos ou privados, fundações e institutos, com recursos das próprias instituições, organizações ou de financiadoras de pesquisa. Além disso, são realizadas pesquisas em serviços públicos e privados. No caso de pesquisas com fármacos e medicamentos, os recursos vêm de três fontes: governo, organizações não governamentais e, principalmente, companhias farmacêuticas, nacionais e estrangeiras.

De qualquer maneira, para que sejam conduzidas pesquisas clínicas, é preciso ter estrutura, isto é, condições adequadas à realização do projeto, condições para atendimento de possíveis efeitos adversos e colaterais, financiamento para cobrir todos os encargos.

METODOLOGIA CIENTÍFICA PARA A ÁREA DE SAÚDE

> *Centro de Pesquisa* – toda organização pública, legitimamente constituída, na qual são realizadas pesquisas clínicas. Pode estar ou não inserido em um hospital ou clínica. (ANVISA, RDC nº 39/2008, art. 8º)

Em toda pesquisa publicada, deve haver descrição pormenorizada das características tanto dos participantes como do local em que foram estudados, para que possa ser feita a generalização dos resultados, ou seja, para que a pesquisa tenha validade externa. Além disso, é preciso relatar financiamentos e dados com os nomes de todos os responsáveis pela pesquisa inteira, ou por partes dela.

Os participantes de pesquisa podem sofrer danos?

Toda pesquisa em seres humanos pode, potencialmente, causar danos em graus variados. A análise de risco é, portanto, absolutamente necessária, e dela decorre o plano de monitoramento que deve ser oferecido pelo Sistema CEP/CONEP. Devem ser analisados riscos de danos imediatos e de danos futuros, no plano individual e no plano coletivo.

Os participantes da pesquisa que vierem a sofrer qualquer tipo de dano resultante de sua participação na pesquisa, previsto ou não no TCLE, têm direito a indenização por parte do pesquisador, do patrocinador e das instituições envolvidas nas diferentes fases da pesquisa (Resolução CNS nº 466/2012, item V.7).

> *Dano associado ou decorrente da pesquisa* – agravo imediato ou posterior, direto ou indireto, ao indivíduo ou à coletividade, decorrente da pesquisa. (Resolução CNS nº 466/2012, item II.6)

Risco é a probabilidade de dano. Os participantes de pesquisa estão sujeitos a riscos, tais como:

Capítulo 1. Noções Básicas

- Sofrer os efeitos adversos descritos no protocolo ou, até mesmo, outros, não aventados pelos pesquisadores, uma vez que a intervenção ainda não foi amplamente usada
- Não receber a intervenção em teste ou receber intervenção sabidamente não eficiente (p. ex., placebo ou simulação de tratamento)
- Fazer mais viagens ao local da pesquisa ou permanecer mais tempo no hospital do que seria necessário, caso não estivessem participando de pesquisa
- Suspender o tratamento que vinham fazendo, mesmo que estivessem se sentindo bem.

Efeitos adversos graves[22] são definidos como aqueles em que resulte qualquer experiência adversa com drogas ou produtos biológicos ou dispositivos, ocorrendo em qualquer dose e que resulte em qualquer um dos seguintes desfechos:

- Óbito
- Evento adverso potencialmente fatal (aquele que, na opinião do notificante, coloca o indivíduo sob risco imediato de morte devido ao evento adverso ocorrido)
- Incapacidade/invalidez persistente ou significativa
- Exige internação hospitalar do paciente ou prolonga internação
- Anomalia congênita ou defeito de nascimento
- Qualquer suspeita de transmissão de agente infeccioso por meio de um dispositivo médico
- Evento clinicamente significante. (ANVISA, RDC nº 9/2015)

Se ocorrer um evento adverso grave, a instituição responsável pela pesquisa deve notificar a ANVISA, e o estudo tem de ser interrompido para avaliar se o efeito adverso está ou não relacionado à intervenção em teste. No entanto, detalhes do estudo têm comunicação vedada devido ao compromisso, assumido no protocolo de pesquisa, de confidencialidade.

METODOLOGIA CIENTÍFICA PARA A ÁREA DE SAÚDE

Não devem ser incluídos novos voluntários durante o período de interrupção. Se, comprovadamente, o efeito adverso grave *não* estiver relacionado com a pesquisa, os trabalhos são retomados. Caso contrário, o estudo é finalizado e os voluntários devem ser assistidos. Esse tipo de interrupção é previsto pelas normativas da ANVISA e faz parte dos procedimentos de *Boas Práticas Clínicas*, que são acatadas nos estudos clínicos conduzidos no Brasil. Além disso, todo participante da pesquisa que sofrer dano por conta da pesquisa tem direito a assistência, conforme a Resolução CNS nº 466/2012.

> O pesquisador, o patrocinador e as instituições e/ou organizações envolvidas nas diferentes fases da pesquisa devem proporcionar assistência imediata, nos termos do item II.3, bem como responsabilizarem-se pela assistência integral aos participantes da pesquisa no que se refere às complicações e danos decorrentes da pesquisa. (Resolução CNS nº 466/2012, item V.6)

Tendo em vista os riscos nas pesquisas envolvendo seres humanos, elas só serão admissíveis quando:

> • O risco se justifique pelo benefício esperado
> • No caso de pesquisas experimentais da área da saúde, o benefício seja maior, ou, no mínimo, igual às alternativas já estabelecidas para a prevenção, o diagnóstico e o tratamento. (Resolução CNS nº 466/2012, item V.1)

Por outro lado, não se pode deixar de lembrar que participar de uma pesquisa pode trazer benefícios para a pessoa.

> *Benefício da pesquisa* – proveito direto ou indireto, imediato ou posterior, auferido pelo participante e/ou sua comunidade, em decorrência de sua participação na pesquisa. (Resolução CNS nº 466/2012, item II.4)

Capítulo 1. Noções Básicas

Ser participante de pesquisa pode significar benefícios, tais como:

- Ter acesso a novas intervenções, ainda não disponíveis para o público ou, eventualmente, receber drogas ainda não comercializadas
- Ter assistência médica especializada em boas instalações de saúde
- Contribuir para o entendimento da doença ou seu tratamento. Isso pode não afetar o participante diretamente, mas pode lhe dar a satisfação de saber que está ajudando a melhorar a vida de futuras gerações. Sem os participantes de pesquisa, não teriam aparecido novas terapias ou novas drogas.

O que é estudo clínico?

A ciência clínica inclui ensaios que testam novos métodos de tratamento e prevenção de doenças, bem como estudos de história natural a longo prazo, que fornecem informações valiosas sobre como as doenças e a saúde progridem. As pessoas se voluntariam para participar de investigações que, em última análise, revelam melhores maneiras de tratar, prevenir, diagnosticar e compreender as doenças humanas.

Este livro apresenta delineamentos de estudos clínicos, que são um tipo de pesquisa envolvendo seres humanos. É, pois, preciso delimitar o campo de conhecimentos tratados aqui.

Estudo clínico (clinical study) – trabalho de pesquisa que envolve seres humanos voluntários, também chamados participantes, feito com a intenção de ampliar o conhecimento médico existente.[23]

Há dois tipos bem distintos de estudos clínicos:

- Ensaios clínicos (*clinical trials*), mais modernamente referidos como estudos de intervenção (*interventional studies*),

METODOLOGIA CIENTÍFICA PARA A ÁREA DE SAÚDE

tratados no Capítulo 2, *Ensaios Clínicos: Definições*; no Capítulo 3, *Ensaios Clínicos: Mais Definições*; no Capítulo 4, *Delineamento de Ensaios Clínicos*; no Capítulo 5, *Ensaios Clínicos Randomizados: Trabalhando os Dados*; e no Capítulo 6, *Ensaios Clínicos em Farmacologia e Cirurgia*

- Estudos observacionais (*observational studies*), tratados neste livro no Capítulo 7, *Estudos Observacionais*.

Resumo

Pesquisa é um procedimento sistemático de investigação feito para rever ou ampliar o conhecimento existente, descobrindo novos fatos, discutindo novas formas de pensar, retificando antigas conclusões, desenvolvendo novas tecnologias.

Método de pesquisa é a estratégia usada pelo pesquisador para coletar as informações de que precisa para desenvolver seu projeto. A pesquisa pode ser feita conforme um de dois métodos: a) pesquisa qualitativa; b) pesquisa quantitativa.

Pesquisa envolvendo seres humanos é a pesquisa que, individual ou coletivamente, tenha como participante o ser humano, em sua totalidade ou partes dele, e o envolva de forma direta ou indireta, incluindo o manejo de seus dados, informações ou materiais biológicos.

Participante de pesquisa é a pessoa que se submete a um programa de pesquisa no Brasil. Podem ser usados, com o mesmo sentido, sujeito de pesquisa, pessoa, indivíduo, voluntário.

Termo de Consentimento Livre e Esclarecido (TCLE) ou Termo de Consentimento Informado (TCI) é um documento assinado pelo participante de pesquisa ou por seu representante legal para proteger principalmente o participante, mas também o pesquisador e a instituição.

Termo de Assentimento é um documento elaborado em linguagem acessível para os menores ou para os legalmente incapazes, por

Capítulo 1. Noções Básicas

meio do qual, após os participantes da pesquisa serem devidamente esclarecidos, explicitarão sua anuência em participar da pesquisa, sem prejuízo do consentimento de seus responsáveis legais.

Protocolo de pesquisa é um documento que apresenta, detalhadamente e por escrito, os objetivos, o delineamento e os métodos que serão adotados no estudo, o tipo de participante que será recrutado e uma cópia do TCLE. Deve incluir currículos dos pesquisadores envolvidos e fornecer uma descrição das instalações e condições do local onde o estudo será conduzido.

Comitês de Ética em Pesquisa (CEPs) são colegiados interdisciplinares e independentes, de relevância pública, de caráter consultivo, deliberativo e educativo, criados para defender os interesses dos participantes da pesquisa em sua integridade e dignidade e para contribuir no desenvolvimento da pesquisa dentro de padrões éticos.

Comissão Nacional de Ética em Pesquisa (CONEP) é uma instância colegiada, de natureza consultiva, deliberativa, normativa, educativa e independente, vinculada ao Conselho Nacional de Saúde/MS.

Estudo clínico (*clinical study*) é um trabalho de pesquisa que envolve seres humanos voluntários, também chamados participantes, feito com a intenção de ampliar o conhecimento médico existente.

Ensaios Clínicos: Definições

O padrão de excelência na pesquisa médica são os *ensaios clínicos*, que estão no centro de todos os avanços médicos nas últimas sete décadas. Eles são conduzidos com a participação de voluntários humanos e constituem a maneira correta de estudar a segurança e a eficácia de novas formas de prevenir doenças ou de tratar pacientes.[1]

Os ensaios clínicos seguem normas e resoluções institucionais que visam garantir a segurança, o bem-estar e os direitos de participantes e voluntários. O cumprimento de normas e resoluções é acompanhado pelo Comitê de Ética em Pesquisa (CEP) do Centro de Pesquisa no qual a pesquisa é conduzida. Todo CEP é subordinado à CONEP. Ensaios clínicos com medicamentos, vacinas, materiais biológicos, produtos derivados do sangue humano, equipamentos médicos, alimentos, cosméticos estão subordinados ao CEP e à CONEP, e devem obedecer às resoluções da ANVISA.

O que é um ensaio clínico?

Ensaio clínico (*clinical trial*) é um método de pesquisa no qual os participantes são designados prospectivamente a uma ou mais intervenções para que possam ser avaliados os efeitos dessas intervenções em resultados biomédicos ou comportamentais.[2]

São exemplos de resultado biomédico ou comportamental relacionado à saúde: alterações positivas ou negativas nos parâmetros

METODOLOGIA CIENTÍFICA PARA A ÁREA DE SAÚDE

fisiológicos ou biológicos (p. ex., melhora da capacidade pulmonar), mudanças positivas ou negativas nos parâmetros psicológicos ou de desenvolvimento neurológico (p. ex., maior retenção de informações), mudanças positivas ou negativas na qualidade de vida (maior autonomia para execução das tarefas quotidianas).

As intervenções podem ser drogas, procedimentos cirúrgicos, procedimentos de laboratório, procedimentos radiológicos, dispositivos para uso em humanos, métodos de diagnóstico, métodos preventivos etc. Tais intervenções são aplicadas aos participantes dos estudos de maneira padronizada, seguindo um protocolo. Nem sempre todos os participantes são submetidos às intervenções ao mesmo tempo, mas é preciso que todos sejam *monitorados durante o mesmo período de tempo* ou até determinado *desfecho*. Os riscos devem ser mantidos no menor patamar possível, e os benefícios, maximizados dentro dos limites do possível.

O Instituto Nacional de Saúde dos Estados Unidos (National Institute of Health – NIH) distingue ensaio clínico de estudo clínico.[3]

Se as seguintes perguntas tiverem resposta afirmativa, a pesquisa é um ensaio clínico, na definição do NIH:

- O estudo envolve participantes humanos?
- Os participantes são designados prospectivamente para uma intervenção?
- O estudo foi projetado para avaliar o efeito da intervenção sobre os participantes?
- O efeito que está sendo avaliado é um resultado biomédico ou comportamental relacionado à saúde?

Se as respostas às quatro perguntas forem afirmativas, a pesquisa ainda atende à definição de ensaio clínico do NIH mesmo que:

- Os participantes sejam saudáveis
- Não haja um grupo de comparação (p. ex., placebo ou controle)

Capítulo 2. Ensaios Clínicos: Definições

- Tenha sido projetada para avaliar apenas a farmacocinética, segurança e/ou dose máxima tolerada de um medicamento experimental
- Esteja avaliando uma intervenção comportamental.

Exemplo 2-1

Foi conduzido um ensaio clínico[3] com 123 pacientes com doença arterial coronariana que estavam recebendo terapia com ácido acetilsalicílico. Os pacientes foram designados para dois grupos: um recebeu ticagrelor e o outro recebeu clopidogrel. O objetivo do ensaio era comparar a velocidade com que essas duas drogas inibem a agregação de plaquetas. Essa agregação é parte da sequência de eventos que conduzem à formação dos coágulos, os quais podem causar infarto agudo do miocárdio ou acidente vascular cerebral (AVC). Verificou-se que o ticagrelor alcançou inibição plaquetária mais rapidamente. Essa pesquisa atende à definição de ensaio clínico do NIH: a) participantes humanos, b) drogas designadas prospectivamente, c) avaliação do efeito da intervenção nos pacientes, d) avaliação de resultado biomédico.

Não são ensaios clínicos, e sim estudos clínicos, aqueles que levantam opiniões de participantes humanos sobre doenças, a menos que haja alguma intervenção, por exemplo, avaliar a opinião das pessoas sobre a Covid-19, antes e depois de passar um dia no covidário de um grande hospital público, em plena pandemia. *Não* são ensaios clínicos estudos que comparam aparelhos já comercializados, em uso na prática médica, porque comparam a funcionalidade dos aparelhos – não o efeito deles nos participantes.[4]

O que são controle negativo, controle positivo e controle histórico?

Para estudar o efeito de uma intervenção experimental, *não* é possível observar o que acontece quando a intervenção é aplicada

METODOLOGIA CIENTÍFICA PARA A ÁREA DE SAÚDE

e o que teria acontecido se a intervenção não tivesse sido aplicada. No entanto, é possível:

- Tomar o conjunto de participantes inscritos para a pesquisa e reavaliar a elegibilidade
- Dividir o conjunto de participantes em dois grupos
- Administrar a intervenção experimental para um dos grupos
- Deixar o outro grupo sem a intervenção experimental.

O grupo que não recebe a intervenção experimental é denominado grupo-controle. Há controles negativos e controles positivos:

- Controles negativos são pacientes que, durante o ensaio clínico, recebem apenas placebo
- Controles positivos ou controles ativos são pacientes que, durante o ensaio clínico, recebem tratamento efetivo reconhecido.

No teste de drogas terapêuticas e vacinas, o grupo-controle recebe *placebo*,[5] isto é, uma formulação sem efeito farmacológico, mas similar à droga quanto a aspecto, gosto, cor, cheiro, embalagem etc. Isso garante que a resposta do paciente seja explicada pela droga, e não pelo fato de se sentir tratado.

O uso de controles negativos exige avaliação cuidadosa. Existem resoluções no Brasil e diretrizes internacionais que tratam as condições do uso de placebo. O projeto de pesquisa precisa:

> [...] ter plenamente justificada, quando for o caso, a utilização de placebo, em termos de não maleficência e de necessidade metodológica, sendo que os benefícios, os riscos, as dificuldades e a efetividade de um novo método terapêutico devem ser testados, comparando-o com os melhores métodos profiláticos, diagnósticos e terapêuticos atuais. Isso não exclui o uso de placebo ou nenhum tratamento em estudos nos quais não existam métodos provados de profilaxia, diagnóstico ou tratamento. (Resolução CNS nº 466/2012, item III.2b)

Capítulo 2. Ensaios Clínicos: Definições

O pesquisador é a pessoa mais qualificada para saber se o uso de placebo acarreta apenas desconforto suportável. Embora o paciente deva dar consentimento livre e esclarecido para participar da pesquisa – sendo então informado que pode receber, por exemplo, apenas comprimidos sem potencial de ação – e deva haver uma revisão adequada do protocolo de pesquisa por parte do CEP da instituição, é o pesquisador – ou, no caso de um grupo de pesquisadores, o pesquisador principal – quem deve estabelecer o risco que um paciente, submetido ao placebo, pode suportar e fazer sua avaliação, à luz da ética profissional e da própria consciência.

Em determinadas condições, o uso de placebo é francamente reprovável ou até mesmo ilegal. No entanto, a literatura especializada tem muitos exemplos dessa atitude. O placebo já foi utilizado para estabelecer, por exemplo, se anovulatórios orais eram efetivos, sem que as mulheres participantes do estudo fossem esclarecidas sobre a possibilidade de receberem apenas placebo.[6] Já se usou placebo para determinar a dose mínima de AZT que deve ser administrada para grávidas com HIV.[7]

Grande parte das vezes, porém, não é necessário ter um grupo-controle submetido a placebo. Se, para dada condição (uma doença, um distúrbio, uma síndrome, uma lesão), existir um tratamento *padrão, isto é,* um tratamento aceito pelos especialistas como adequado na situação, esse tratamento deveria servir como base de comparação tanto para novos tratamentos quanto para combinações de tratamentos (p. ex., tratamento novo associado ao padrão) que venham a ser propostos. O grupo-controle seria, então, formado pelos participantes que recebem substância ativa, isto é, substância com efeito farmacológico para a atividade terapêutica pretendida.

O uso de controles positivos produz, sem dúvida alguma, informação mais útil para médicos e pacientes. No caso de teste de medicamentos, por exemplo, as pessoas querem saber qual é o melhor medicamento para tratar uma dada doença ou uma dada condição.

METODOLOGIA CIENTÍFICA PARA A ÁREA DE SAÚDE

No entanto, se a base de comparação for um grupo que recebe placebo, um medicamento pode revelar alguma eficácia, o que *não* significa que seja mais eficaz do que o que já existe no mercado.

O termo *controle histórico* refere-se à prática de usar dados de estudos anteriores, ou obtidos em bases de dados, para comparar com o que se obteve no grupo tratado. Os dados não são, porém, comparáveis. Observadores, aparelhos de medida, tratamentos e a própria manifestação da doença mudam com o tempo. Ainda, os dois grupos, tratado e controle histórico, podem diferir em termos de linhas de base e variáveis demográficas.

Quando os efeitos de um novo tratamento são dramáticos, não é necessário controle – o exemplo clássico, nesse caso, é o da penicilina. Porém, os efeitos de novos tratamentos não são tão dramáticos. De qualquer modo, não se pode propor um projeto de pesquisa sem avaliação criteriosa da informação quantitativa histórica disponível.

O que é ensaio em paralelo?

Ensaio em paralelo é o ensaio em que grupos de participantes, que receberam intervenções diferentes designadas por processo aleatório, são acompanhados simultaneamente – daí o nome "em paralelo".[8]

É comum – embora não seja obrigatório – que ensaios em paralelo comparem dois grupos com igual número de participantes.

O que é braço do ensaio?

Braço (*arm*) é um grupo ou subgrupo de participantes de um ensaio que recebe uma intervenção específica ou nenhuma intervenção, de acordo com a proposta feita no protocolo de pesquisa.[8]

Existem diversos tipos de braços: braço experimental, braço comparador ativo, braço comparador de placebo, braço comparador simulado e braço de nenhuma intervenção.

Braço experimental (experimental arm) – grupo de participantes da pesquisa que recebe a intervenção/tratamento que é o foco do ensaio.[8]

Braço comparador ativo (active comparator arm) – grupo de participantes que recebe intervenção/tratamento considerada efetiva pelos pesquisadores.[8]

Nos ensaios com drogas, o braço comparador ativo pode ser:

- Droga ativa não experimental
- O tratamento que o participante já vinha fazendo
- Droga ativa não experimental, acrescida de placebo para a droga experimental
- O tratamento que o participante já vinha fazendo, acrescido de placebo para a droga experimental.

Pode haver mais de um braço comparador ativo; na maioria dos ensaios, no entanto, há apenas dois braços: o braço experimental e o braço comparador ativo.[9]

Exemplo 2-2

Foi conduzido[10] um ensaio randomizado, prospectivo, multicêntrico com pacientes que, na linha de base, tinham pressão sanguínea sistólica de 160 mmHg ou mais (no caso de pacientes com diabetes tipo 2, que tinham pressão sanguínea sistólica de 150 mmHg ou mais, mesmo tomando três drogas anti-hipertensivas). Os pacientes foram designados ao acaso para um dos dois braços do ensaio:

- Braço experimental, em que os pacientes foram submetidos a uma denervação renal, além de manter o tratamento que vinham fazendo
- Braço comparador ativo, em que os pacientes apenas *mantiveram o tratamento que vinham fazendo.*

Braço comparador de placebo (placebo comparator arm) – grupo de participantes que recebe apenas placebo durante o ensaio clínico.[8]

METODOLOGIA CIENTÍFICA PARA A ÁREA DE SAÚDE

Exemplo 2-3

Foi conduzido[11] um ensaio randomizado, prospectivo, multicêntrico com 26.449 pacientes que tinham um histórico de infarto do miocárdio, AVC isquêmico ou doença arterial periférica. Os pacientes foram designados ao acaso para receber vorapaxar (2,5 mg/dia) ou um placebo e foram seguidos por cerca de 30 meses.

Braço comparador simulado (*sham comparator arm*) – grupo de participantes submetido a procedimentos ou dispositivos feitos de tal maneira que não podem ser distinguidos dos procedimentos ou dispositivos em estudo, mas cujos elementos não estão ativos.[8]

Exemplo 2-4

Foi conduzido um ensaio[12] para testar a hipótese de que escrever experiências estressantes do passado produz benefícios de natureza tanto psicológica como física. Os voluntários foram recrutados na comunidade em que foi realizada a pesquisa. O critério de inclusão era diagnóstico confirmado de asma ou artrite reumatoide. Foram excluídos da pesquisa pacientes psiquiátricos, em psicoterapia, que estivessem usando medicação que pudesse interferir no prognóstico da doença, que estivessem usando mais de 10 mg de prednisona por dia e os impossibilitados de cumprir o protocolo. Participaram do ensaio 58 pacientes com asma e 48 com artrite reumatoide. Os voluntários de cada um desses grupos foram designados ao acaso para um dos dois braços do ensaio: experimental e simulado. Todos foram convidados a escrever durante 20 minutos em 3 dias consecutivos, em uma sala do departamento em que se realizou a pesquisa. A diferença estava no assunto sobre o qual deveriam escrever. Participantes do braço experimental deveriam escrever sobre *fatos estressantes do passado*, e participantes do braço simulado, *sobre o dia a dia*. Os participantes sabiam que estavam participando de uma pesquisa para estudar a experiência com o estresse devido à doença, mas não se encontravam em salas de espera ou corredores. Os pesquisadores verificaram que os voluntários que haviam escrito sobre episódios estressantes do passado tiveram melhoras significativas.

O braço comparador simulado é especialmente atraente nos casos em que o risco é baixo e o desfecho é subjetivo. No entanto, ensaios clínicos com braço simulado – embora constituam opção possível – são raros.[13] Na área de cirurgia, não existe nada que se assemelhe à ideia de placebo. Então, para testar o efeito de uma cirurgia experimental, o grupo-controle é, em geral, submetido à cirurgia convencional ou é tratado clinicamente. As cirurgias simuladas são raras, mas há registros na literatura recente.

Exemplo 2-5

Meniscectomia parcial artroscópica é um dos procedimentos ortopédicos mais comuns, embora não haja evidência de sua eficácia. Foi feito um estudo[14] multicêntrico, randomizado, duplo-cego com 146 pacientes de 35 a 65 anos de idade, sem osteoartrose de joelho, mas que apresentavam sintomas de degeneração do menisco medial. Os pacientes foram aleatoriamente designados para meniscectomia parcial artroscópica ou cirurgia simulada. Não houve diferenças significantes entre os grupos, comparando as mudanças nas variáveis medidas na linha de base e 12 meses após a cirurgia.

A literatura mais antiga[15] registra um ensaio, muito citado e muito discutido por motivos de ética, em que se mostrou, por meio de um ensaio com braço comparador simulado, ser desnecessária a ligadura da artéria mamária para tratar a isquemia do miocárdio. No grupo de pacientes do braço comparador simulado foi feita a anestesia e depois a incisão cirúrgica no tórax, mas a ligadura da artéria mamária não foi realizada.

Braço comparador de nenhuma intervenção (no intervention arm) é o grupo de participantes da pesquisa que não recebe intervenção durante um ensaio.[8]

METODOLOGIA CIENTÍFICA PARA A ÁREA DE SAÚDE

> **Exemplo 2-6**
>
> Foi feito um ensaio[16] com 227 mulheres que tiveram câncer de mama e se submeteram à cirurgia, para testar a hipótese de que intervenção psicológica pode reduzir o estresse emocional e melhorar indicadores de saúde. Todas as mulheres fizeram entrevistas, completaram um questionário e forneceram uma amostra de sangue para determinar a resposta imunológica. Foram então divididas ao acaso em dois braços: o braço experimental, que recebeu psicoterapia (uma sessão por semana durante 4 meses), e o grupo de *nenhuma psicoterapia*.

Grande parte dos pesquisadores brasileiros fala hoje em *braços do ensaio* – em lugar de *grupos* –, acompanhando os glossários americanos. Há, porém, vozes discordantes sobre o termo, mesmo entre pesquisadores de língua inglesa. Alguns preferem termos mais formais[17] e usam *grupos,* como nas duas seções anteriores.

Um ensaio clínico é controlado (*controlled clinical trial – CCT*) se tem, além de um braço experimental, um braço comparador ativo, ou um braço comparador simulado, ou um braço de nenhuma intervenção. Um ensaio clínico é placebo controlado se, além de um braço experimental, tem braço comparador de placebo (*placebo-controlled clinical trial*).

Como os participantes são designados para cada braço do ensaio?

A interpretação dos resultados de um ensaio depende, basicamente, da confiança que se pode depositar na similaridade dos braços constituídos no início dos trabalhos. Idealmente, em um ensaio clínico há um braço experimental (grupo experimental ou tratado) e um braço comparador (grupo-controle), similares em todos os aspectos relevantes para a pesquisa, exceto pelo fato de um receber tratamento experimental e o outro não. Qualquer diferença entre os braços do ensaio pode, então, ser atribuída ao tratamento.

Capítulo 2. Ensaios Clínicos: Definições

Como se constituem braços similares? Os participantes devem ser designados aos braços do ensaio por *randomização*, ou seja, por processo casual ou aleatório. A expressão "jogar uma moeda" é usual entre pesquisadores da área de saúde quando se referem à randomização. A ideia por trás dessa expressão é a de que, para dividir um conjunto de participantes ao acaso em dois braços,[18] joga-se uma moeda: se sair "cara", o participante é designado, por exemplo, para o braço experimental; se sair "coroa", irá para o braço comparador. Completado um braço, os demais participantes seriam automaticamente designados para o outro braço. No entanto, esse tipo de "sorteio" é simplista e sujeito à tendenciosidade.

Atualmente, a constituição dos braços é feita por meio de tabela de números aleatórios ou diretamente em computador, antes do início dos trabalhos. O resultado da randomização é escrito e fica disponível para o pesquisador. Então, para comparar o braço experimental com o braço comparador, um resultado possível para a randomização seria, por exemplo, E, C, C, C, E, C, E, E etc. Os participantes são designados ao braço experimental (E) ou braço comparador (C) na ordem em que chegarem, mas de acordo com o resultado da randomização, como mostra o fluxograma da Figura 2-1.

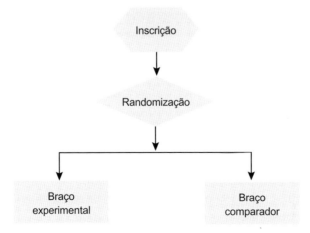

Figura 2-1 Randomização.

METODOLOGIA CIENTÍFICA PARA A ÁREA DE SAÚDE

Um ensaio é definido como randomizado (*randomized trial* – RT) quando envolve pelo menos um tratamento experimental e um controle, a inscrição e o acompanhamento dos pacientes são feitos ao mesmo tempo e os tratamentos a ser administrados são selecionados por técnicas matemáticas, como uma tabela de números aleatórios. Os tratamentos podem ser drogas, vacinas, materiais biológicos, alimentos, cosméticos. O controle pode ser placebo, droga ativa, nenhum tratamento, formas e regimes de dosagem.[19]

Ensaios que empregam métodos de alocação de tratamento, como jogos de moedas, números pares ou ímpares de matrícula no ensaio, número de algum outro tipo de registro do paciente, dias da semana, número da ficha clínica ou outro processo inadequado de randomização, são chamados *ensaios clínicos controlados* (*controlled clinical trial* – RCT) – mas *não* são ensaios randomizados.

O princípio da randomização é uma das principais contribuições dos estatísticos à ciência experimental. A randomização tende a "balancear" o ensaio, isto é, distribuir os participantes com características diferentes pelos diversos braços, mesmo que o pesquisador não esteja consciente dessas características.[20]

Exemplo 2-7

O primeiro ensaio clínico randomizado[21] foi conduzido no final da década de 1940 (Medical Research Council, 1948). Dada a incerteza do efeito da estreptomicina no tratamento da tuberculose pulmonar – e respaldado pelo fato de ser reduzida sua disponibilidade no pós-guerra –, o médico Sir Austin Bradford Hill convenceu médicos ingleses a alocarem aleatoriamente seus pacientes em dois grupos: os que receberiam e os que não receberiam o medicamento. A *distribuição aleatória de estreptomicina* foi, na ocasião, amplamente justificada pelas quantidades limitadas da droga, mas foi o que possibilitou a avaliação não tendenciosa da eficácia do tratamento.

Capítulo 2. Ensaios Clínicos: Definições

Os pesquisadores que fazem objeção ao uso de randomização levantam questões de ética. No entanto, um simples exame da argumentação usada nesses casos quase sempre revela que a objeção se refere ao ensaio em si – não ao uso de processo aleatório para a distribuição dos participantes pelos diferentes braços do ensaio. É claro que, se o mérito de uma intervenção estiver comprovado, é errado sortear participantes de pesquisa para constituir um braço comparador de nenhuma intervenção. A objeção aqui *não* se refere à randomização, mas ao fato de um profissional de saúde recusar a intervenção de comprovada eficiência a um grupo de pacientes.

É importante ter consciência de que existe um período certo para a condução de ensaios clínicos randomizados. Qualquer intervenção nova divide a opinião dos especialistas, a favor e contra essa nova intervenção. A *incerteza é da comunidade médica* – não de um médico em particular. É esse o momento para a condução de ensaios clínicos randomizados, mas a ética exige que:

> [...] se houver necessidade de distribuição aleatória dos participantes da pesquisa em grupos experimentais e de controle, é preciso assegurar que, *a priori*, não seja possível estabelecer as vantagens de um procedimento sobre o outro, mediante revisão de literatura, métodos observacionais ou métodos que não envolvam seres humanos. (Resolução nº 466/2012, item III.1f)

Já foram propostas alternativas para a randomização, como pedir aos pacientes que se submetam voluntariamente à intervenção experimental. Os que se recusassem constituiriam o braço comparador ativo – mas isso introduz viés nos resultados. Um exemplo interessante é o do experimento feito para testar a vacina contra a poliomielite. A análise estatística dos resultados mostrou que mesmo uma grande amostra não compensa a falta de randomização.

METODOLOGIA CIENTÍFICA PARA A ÁREA DE SAÚDE

Exemplo 2-8

Em 1954, o Serviço de Saúde Pública dos Estados Unidos[22] decidiu fazer um ensaio para testar a vacina Salk. Cerca de 2 milhões de crianças participaram do ensaio, mas somente foram vacinadas crianças cujos pais permitissem a vacinação. Assim, aproximadamente meio milhão de crianças foi vacinado; quase um milhão foi deixado, deliberadamente, sem a vacina; outro meio milhão recusou a vacina. Participaram do ensaio crianças de alto risco, isto é, aquelas que frequentavam as três primeiras séries de escolas espalhadas pelos Estados Unidos.

Houve diversas propostas para o delineamento do ensaio. A primeira foi a seguinte: pertenceria ao grupo experimental toda criança cujos pais permitissem a vacinação; pertenceria ao grupo-controle toda criança cujos pais não permitissem a vacinação (veja a Figura 2-2). Esse delineamento está tecnicamente errado, visto que pessoas de nível socioeconômico mais alto concordam mais facilmente em ser submetidas a tratamento médico experimental, porque, mais provavelmente, entendem a situação. Então, esse delineamento introduziria viés contra a vacina, porque as crianças de famílias de renda mais alta estavam mais sujeitas à poliomielite.

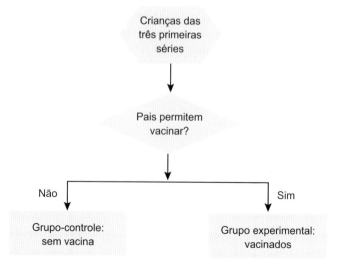

Figura 2-2 Ensaio clínico controlado, não randomizado.

Capítulo 2. Ensaios Clínicos: Definições

A Fundação Nacional de Paralisia Infantil propôs outro delineamento: o grupo experimental seria formado por todas as crianças das segundas séries cujos pais permitissem a vacinação; no grupo-controle, ficariam as crianças das primeiras e terceiras séries. Veja a Figura 2-3.

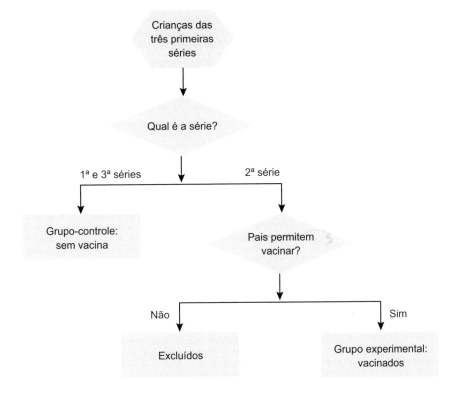

Figura 2-3 Ensaio clínico controlado, não randomizado.
Fundação Nacional de Paralisia Infantil.

Esse delineamento, embora adotado por muitas escolas, apresenta deficiências. A poliomielite é uma doença contagiosa: se ocorressem muitos casos da doença nas segundas séries, haveria viés contra a vacina (o grupo experimental teria maior número de casos por apresentar condições maiores de contágio); se ocorressem menos casos nas segundas séries, haveria viés a favor da vacina.

Outro defeito do delineamento seria o de que as crianças das segundas séries cujos pais tivessem concordado com a vacinação poderiam ser diferentes das crianças das primeiras e terceiras séries, cujos pais nem sequer tivessem sido consultados. Os grupos não são, portanto, comparáveis.

O melhor delineamento, que foi efetivamente adotado em várias escolas, é o de ensaio randomizado. Toda criança cujos pais permitissem a vacinação era designada ao acaso para um dos grupos, controle ou experimental. O grupo-controle recebia um placebo, isto é, soro fisiológico, em vez de vacina. No entanto, nem as crianças que participavam do ensaio, nem seus pais, nem os médicos que fizeram o diagnóstico da poliomielite sabiam o grupo ao qual pertencia criança. Veja a Figura 2-4.

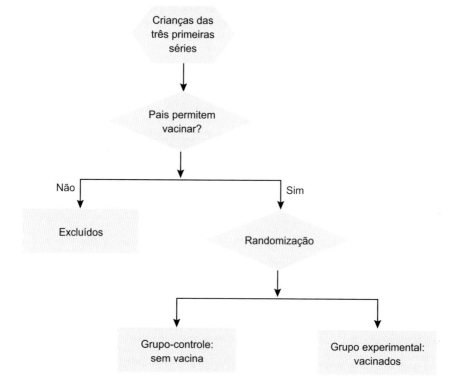

Figura 2-4 Ensaio clínico controlado e randomizado.

Capítulo 2. Ensaios Clínicos: Definições

Os resultados[22] dos dois delineamentos são dados na Tabela 2-1. Ocorreram menos casos da doença nos grupos vacinados; é a comprovação de que a vacina protege contra a doença. No entanto, no contexto de metodologia científica, é importante comparar os resultados obtidos nos dois delineamentos: 1) as taxas de incidência da doença em crianças vacinadas são semelhantes nos dois delineamentos; 2) a taxa de incidência da doença no grupo-controle cujos pais permitiram vacinar é maior que no grupo-controle constituído de crianças cujos pais não permitiram vacinar. Qual seria a explicação?

Tabela 2-1 Resultados do experimento com a vacina Salk contra a poliomielite.

Técnica	Grupo	Amostra	Casos de pólio	Taxa (por 100.000)
Randomizado	Vacinado	200.745	33	16
	Controle	201.229	115	57
	Não consentiram	338.778	121	36
Não randomizado	2ª série: vacinado	221.998	38	17
	1ª e 3ª séries	725.173	330	46
	2ª série: não vacinado	123.605	43	35

Fonte: Meier.[22]

Antes de buscar uma conclusão, convém examinar os fatos: a diferença entre o grupo-controle formado por sorteio e o grupo-controle formado pelos que se recusaram a participar do experimento está tanto no fato de o primeiro ter recebido soro (e o segundo, não) como no fato de o primeiro ter se prontificado a participar (e o segundo, não). É possível distinguir entre esses dois fatores?

A pólio é causada por um vírus transmitido por via oral. Antes do desenvolvimento da vacina, quase todas as pessoas, em algum momento, principalmente na infância, eram expostas ao vírus, mesmo sem ter consciência disso. Na maioria das vezes, a paralisia não ocorria, mas a criança ficava imune. Sabe-se que, quanto mais tarde ocorria a primeira exposição, maior era o risco de desenvolver a doença. Portanto, as crianças superprotegidas por alto padrão de higiene eram, provavelmente, mais velhas quando se expunham ao vírus pela primeira vez. Daí o maior risco de paralisia em crianças de famílias mais ricas.

Atualmente, sabe-se que a decisão das pessoas em participar ou permitir que seus filhos participem de um programa de vacinação experimental depende de múltiplos fatores, tais como educação, experiências de vida, doenças na família, interesse em saúde e higiene. É, portanto, razoável concluir que, no ensaio com a vacina contra a pólio, mais crianças de alto risco se apresentaram como voluntárias que crianças de baixo risco.

Existe alternativa para a randomização?

Para um bom ensaio clínico, a variabilidade entre grupos precisa ser minimizada, ou seja, é preciso *evitar* que fatores conhecidos e desconhecidos prejudiquem a avaliação imparcial da intervenção. A randomização garante que cada paciente tenha igual probabilidade de ser designado para qualquer um dos grupos. Portanto, a randomização aumenta a probabilidade de os grupos serem semelhantes nos aspectos importantes que afetam os resultados, exceto pelo fato de um grupo receber o tratamento em teste e o outro não. Também atende à pressuposição dos testes estatísticos de designação aleatória de tratamentos. Em resumo, a randomização:

- Elimina o viés de seleção
- Equilibra os grupos em relação a variáveis conhecidas e desconhecidas
- Atende à pressuposição básica dos testes estatísticos.

Na exposição de um trabalho, deve ser evitada a expressão "os pacientes foram randomizados", porque não fica claro para o leitor o procedimento adotado para a designação aleatória dos participantes da pesquisa.[23]

Capítulo 2. Ensaios Clínicos: Definições

A resistência à randomização reside na dificuldade que um médico pode sentir em explicar a seu paciente que se espera que ele/ela participe de um experimento em que o tratamento que irá receber será sorteado – e tanto pode ser um novo medicamento, pouco conhecido, como um medicamento padrão ou até mesmo um placebo.

Para contornar essa situação, Zelen[24] propôs a *pré-randomização*[25] (*pre-randomization design for clinical trials*). De acordo com a proposta, os pacientes elegíveis para o ensaio devem ser designados ao acaso para um dos braços, experimental ou comparador ativo (tratamento padrão). O grupo designado para o tratamento padrão não precisaria ser consultado – constituiria o braço comparador ativo.

Os pacientes designados para o braço experimental seriam consultados se aceitariam ou não ser submetidos à intervenção experimental. Quem não aceitasse ficaria pertencendo ao braço comparador ativo, como mostra a Figura 2-5. Do ponto de vista da estatística, o delineamento é válido, embora tenha menos eficiência que um ensaio totalmente randomizado. A grande vantagem seria a de aumentar o número de participantes na pesquisa.

Esse delineamento foi bem recebido em alguns círculos, mas encontrou restrição por parte de pesquisadores preocupados com a ética na pesquisa. Para eles, não se pode deixar de informar a situação experimental para metade dos participantes. Dada a controvérsia, não foi conduzido nenhum grande ensaio clínico seguindo a proposta estrita de Zelen. No entanto, uma pequena variação dela foi usada nos Estados Unidos em diversos ensaios clínicos de larga escala envolvendo pacientes com câncer.

Essa variação, denominada ensaio clínico pré-randomizado com duplo consentimento, admite que a designação aleatória das intervenções seja feita *a priori*, mas exige que todo paciente tome conhecimento da situação experimental e somente se torne participante da pesquisa se assim o desejar. É mais fácil convidar o

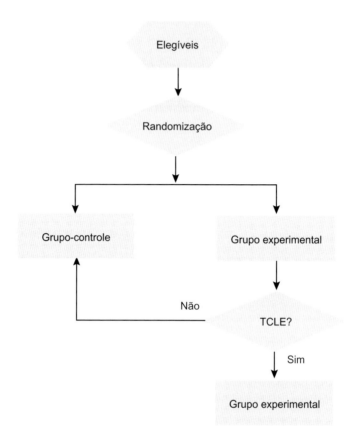

Figura 2-5 Ensaio clínico controlado e pré-randomizado.
Consentimento em um braço.

paciente para participar de uma pesquisa em que se estuda uma intervenção experimental se o profissional de saúde já souber o que oferecer. Entretanto, esse tipo de delineamento não é hoje aceito. De qualquer forma, veja a Figura 2-6.

A preocupação com a randomização é legítima, porque ainda é grande o número de pessoas que se recusa a receber uma intervenção que lhes é designada ao acaso. Há vários estudos, feitos por meio de questionários, que buscam levantar os motivos que levam pacientes a recusar participar de um ensaio clínico.

Capítulo 2. Ensaios Clínicos: Definições

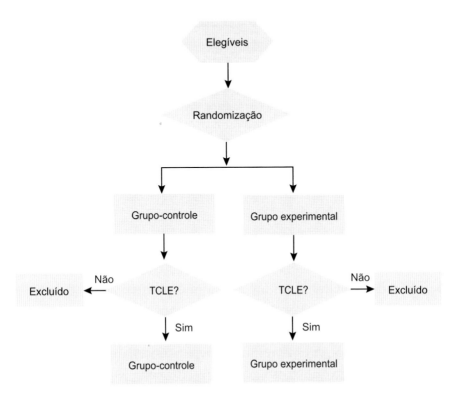

Figura 2-6 Ensaio clínico controlado pré-randomizado.
Consentimento nos dois braços.

Exemplo 2-9

Durante um procedimento para diagnóstico e tratamento do câncer de mama,[26] foi apresentado um questionário pedindo às mulheres que expusessem as razões que as levariam a consentir ou não em participar de um ensaio clínico. Completaram o questionário 554 mulheres. Recusaram-se a participar de ensaios clínicos 33% das mulheres com diagnóstico positivo e 15% das mulheres com diagnóstico negativo, ou seja, a recusa foi mais do que o dobro entre aquelas com a doença. Os autores também verificaram que mulheres que melhor entendem a proposta têm atitude mais favorável em relação à randomização e se sentem mais dispostas a participar em ensaios clínicos.

METODOLOGIA CIENTÍFICA PARA A ÁREA DE SAÚDE

> ### Exemplo 2-10
>
> Foi feito um estudo[27] para determinar os fatores que afetam as decisões dos pacientes em participar de ensaios clínicos. De 52 pacientes convidados, 43 concordaram. Não se encontrou diferença significativa em gênero, origem étnica, estado civil ou nível de educação entre os grupos que estavam e os que não estavam dispostos a participar, mas pacientes mais velhos e com maior confiança nos profissionais envolvidos no estudo tendem mais a concordar. De qualquer modo, a amostra é pequena para essa conclusão.

Quando o ensaio clínico termina?

Os dados coletados em um ensaio são submetidos à análise estatística, que quantifica a eficácia e a segurança do novo tratamento e os possíveis efeitos colaterais. A análise estatística é demorada e, muitas vezes, refeita por comitês independentes, designados especialmente para reavaliar os dados apresentados e as estatísticas.

Os ensaios clínicos com medicamentos têm um período de acompanhamento relativamente curto que varia de ensaio para ensaio.[28] Nesses casos, é preciso muita atenção. Ensaios de curta duração tanto podem subestimar os benefícios potenciais dos tratamentos investigados como não detectar efeitos adversos que só ocorrem a longo prazo.[26] Tem sido recomendado maior acompanhamento dos participantes dos ensaios clínicos, após o final do período programado.[27] É fato conhecido que medicamentos já foram retirados do mercado por causa de reações adversas, depois de terem sido uma promessa clínica.[28]

Resumo

Ensaio clínico (*clinical trial*) é um método de pesquisa no qual os participantes são designados prospectivamente a uma ou mais intervenções (pode ser incluído placebo ou outro tipo de controle)

Capítulo 2. Ensaios Clínicos: Definições

para que possam ser avaliados os efeitos dessas intervenções em resultados biomédicos ou comportamentais.

Controles negativos são pacientes que, durante o ensaio clínico, recebem apenas placebo.

Controles positivos ou controles ativos são pacientes que, durante o ensaio clínico, recebem tratamento efetivo reconhecido.

Controles históricos são dados de estudos anteriores ou obtidos em bases de dados, usados para estabelecer comparações com o grupo experimental em estudo.

Ensaio em paralelo é o ensaio em que grupos de participantes formados por processo aleatório e que receberam intervenções diferentes são acompanhados simultaneamente – daí o nome "em paralelo" – para comparar tratamentos. É comum – embora não seja obrigatório – que os grupos sejam dois e tenham o mesmo número de participantes.

Braço (*arm*) é um grupo ou subgrupo de participantes de um ensaio clínico que recebe uma intervenção específica ou nenhuma intervenção, de acordo com o proposto no protocolo de pesquisa.

Braço experimental (*experimental arm*) é o grupo de participantes da pesquisa que recebe a intervenção/tratamento que é o foco do ensaio.

Braço comparador ativo (*active comparator arm*) é o grupo de participantes que recebe intervenção/tratamento considerada efetiva pelos pesquisadores.

Braço comparador de placebo (*placebo comparator arm*) é o grupo de participantes que recebe apenas placebo durante o ensaio clínico.

Braço comparador simulado (*sham comparator arm*) é um grupo de participantes submetido a procedimentos ou dispositivos feitos de tal maneira que não podem ser distinguidos dos procedimentos ou dispositivos que estão sendo estudados, mas cujos elementos não estão ativos.

METODOLOGIA CIENTÍFICA PARA A ÁREA DE SAÚDE

Braço comparador de nenhuma intervenção (*no intervention arm*) é o grupo de participantes de pesquisa que não recebe intervenção durante um ensaio clínico.

Randomização é o processo de designar os participantes de pesquisa para os braços do ensaio por processo casual ou aleatório, usando tabelas de números aleatórios.

3

Ensaios Clínicos: Mais Definições

Os primeiros ensaios clínicos comparavam novas intervenções com placebo ou nenhum tratamento, pois pretendiam determinar se a nova intervenção tinha algum efeito. Muitos desses ensaios foram feitos na Inglaterra logo após a Segunda Grande Guerra e trouxeram grande parte das melhorias que ocorreram nos serviços médicos nas décadas seguintes. Os ensaios clínicos então se multiplicaram, trazendo não apenas saber médico, mas grandes questões de ética e de metodologia. Hoje, existem normas e diretrizes nacionais e internacionais para a condução de ensaios clínicos.

No entanto, sempre houve e sempre haverá grupos que fazem pressão para que se abandonem normas e diretrizes, e assim se chegue logo a um "resultado". A pesquisa científica não pode, porém, ser atropelada, porque os danos podem ser grandes e irreversíveis. Isso já aconteceu: alguns medicamentos, que foram inicialmente bem recebidos, mostraram mais tarde ser mais prejudiciais do que benéficos. E foram suspensos, por causa de reações adversas.[1]

A tragédia da talidomida é um caso emblemático do perigo do uso indiscriminado de drogas terapêuticas. Isso ocorreu por volta de 1960 e alertou os governos de vários países do mundo sobre a necessidade de regulamentação rigorosa da experimentação clínica com novas drogas, antes da comercialização.

Em 1981, o estudo denominado Iniciativa sobre a Saúde das Mulheres (Women's Health Iniciative – WHI), endossado pelo Instituto Nacional de Saúde dos Estados Unidos (National Institute of

METODOLOGIA CIENTÍFICA PARA A ÁREA DE SAÚDE

Health – NIH), surpreendeu os médicos de todo o mundo. Era um conjunto de ensaios clínicos e um estudo observacional que, juntos, envolviam 161.808 mulheres, a maioria sadia, na pós-menopausa. Os ensaios tinham o objetivo de testar o efeito da terapia hormonal para prevenir doenças cardíacas. Quando o teste começou, a terapia hormonal era comumente prescrita pelos médicos para tratamento dos sintomas da menopausa e prevenção de doenças cardíacas.

Os trabalhos reunidos pelo WHI foram analisados em conjunto e se chegou à conclusão de que a terapia hormonal aumenta o risco de acidente vascular cerebral (AVC) e de coágulos sanguíneos. Nos primeiros anos de uso, aumenta o risco de doença cardíaca e, nas mulheres que tomam uma combinação de estrógeno e progesterona, o risco de câncer de mama aumenta. Como consequência, a Administração de Alimentos e Drogas (Food and Drug Administration – FDA), órgão do governo dos Estados Unidos que controla alimentos e drogas terapêuticas, hoje recomenda aos médicos não mais prescrever terapia hormonal para prevenir doenças cardíacas – apenas a menor dose, pelo menor tempo possível, para aliviar os sintomas da menopausa.

Em abril de 2020, um editorial do *British Medical Journal*[2] alertou para o atropelo, incentivado por alguns grupos, de questões de ética e metodologia sobre os tratamentos propostos para pessoas infectadas com o SARS-CoV-2, o vírus que causa a Covid-19. Cloroquina e hidroxicloroquina foram prescritas com base no fato de essas drogas inibirem o SARS-CoV-2 *in vitro*. No entanto, os resultados de ensaios clínicos logo se revelaram inadequados, seja pela metodologia incorreta, seja por não apresentarem dados.[2] O fato de a cloroquina ser droga antiga e ainda ser indicada para outras doenças[3] não significa que seja inócua. Nenhuma droga é totalmente segura, e o amplo uso de hidroxicloroquina pode expor alguns pacientes a danos raros, mas possíveis: reações adversas cutâneas graves,[4] insuficiência hepática fulminante[5] e arritmias ventriculares (especialmente quando prescritas com azitromicina);[6] a sobredosagem é perigosa e difícil de tratar.[7]

Capítulo 3. Ensaios Clínicos: Mais Definições

O que é desfecho de um ensaio?

> *Desfecho* (*endpoint*) – também referido como *variável resposta* (*response variable*), é o evento ou o resultado medido objetivamente no decorrer de um ensaio para determinar se a intervenção em estudo é benéfica.

Desfechos primários ou *desfechos duros* (*hard endpoints*) são os resultados mais importantes que podem ser obtidos no ensaio. Precisam ser bem definidos, medidos objetivamente e especificados como o objetivo principal da pesquisa. É com base neles que se determina o tamanho da amostra.

Desfechos secundários ou *desfechos moles* (*soft endpoints*) são resultados que podem ser obtidos no mesmo ensaio, mas que não são de relevância maior. Precisam, porém, estar relacionados aos efeitos da intervenção ou das intervenções em investigação e estar especificados no protocolo.

A maioria dos ensaios aponta *um só* desfecho primário, embora possam ser apontados vários. Há situações, porém, em que a atividade da doença é medida por um conjunto de variáveis que compõem um *índice* – e esse índice é o desfecho primário.[8] Nesses casos, é preciso descrever no protocolo como serão medidas as variáveis que serão coletadas para compor o desfecho primário.

Exemplo 3-1

Artrite reumatoide (AR) é uma doença crônica de difícil avaliação. O DAS-28, que significa escore da atividade da doença (*Disease Activity Score* – DAS), é um dos índices propostos para avaliar a resposta a um tratamento, não só em ensaios como também na prática clínica.[9] O número 28 se refere às 28 articulações que devem ser avaliadas. Para compor o índice,[10] as variáveis medidas incluem:

(continua)

> ## Exemplo 3-1 *(continuação)*
>
> - Número de articulações com edema (das 28)
> - Número de articulações sensíveis
> - Taxa de sedimentação de eritrócitos (ESR) e proteína C reativa (CRP)
> - Avaliação da saúde, feita pelo próprio paciente usando uma escala visual analógica (VAS; do inglês, *Visual Analog Scale*).
>
> Os valores obtidos são transformados em um índice, que é o *desfecho primário*.

O desfecho primário também pode ser definido por um *conjunto de eventos combinados*. Isso deve ser feito quando a ocorrência de cada um desses eventos, isoladamente, for tão rara que seria necessário um tamanho grande de amostra para observar cada um deles, em particular. O desfecho do ensaio é, então, qualquer uma de um conjunto de variáveis definidas no protocolo, ou seja, é uma *variável resposta combinada* (*combined response variable*). O pesquisador tem um desfecho clínico quando ocorre qualquer um dos eventos (ou vários) em um participante.

> ## Exemplo 3-2
>
> Para estudar os efeitos do controle intensivo da glicose[11] nos resultados vasculares de pacientes com diabetes tipo 2, foram designados ao acaso, para um de dois braços, 11.140 pacientes:
>
> - *Braço experimental*: controle intensivo da glicose (uso de gliclazida e outros medicamentos, necessários para atingir um valor de hemoglobina glicada de 6,5% ou menos)
> - *Braço comparador ativo*: controle padrão da glicose.
>
> O desfecho era não um só evento, mas eventos combinados, que poderiam ocorrer em conjunto, ou separados, tais como:
>
> - Eventos macrovasculares principais:
>   - Morte por causas cardiovasculares
>   - Infarto do miocárdio não fatal
>   - Acidente vascular cerebral não fatal

(continua)

Capítulo 3. Ensaios Clínicos: Mais Definições

Exemplo 3-2 (continuação)

- Eventos microvasculares principais:
  - Nefropatia
  - Retinopatia nova ou piora.

Os desfechos secundários são usados para demonstrar efeitos adicionais após sucesso no desfecho primário ou para fornecer evidências de que um mecanismo específico está por trás do efeito clínico demonstrado.

Exemplo 3-3

Muitos pacientes relatam alívio dos sintomas após serem submetidos à artroscopia do joelho para osteoartrite, mas não está claro como o procedimento atinge esse resultado. Foi conduzido um ensaio randomizado controlado para avaliar a eficácia da artroscopia para osteoartrite do joelho.[12] Os 180 inscritos para o ensaio foram aleatoriamente designados para três braços: desbridamento artroscópico, somente lavagem artroscópica ou braço comparador simulado. O *desfecho primário* da eficácia do procedimento foi a dor no joelho em estudo, 24 meses após a intervenção, avaliada por uma Escala Específica de Dor no Joelho de 12 itens (KSPS; do inglês, *Knee Specific Pain Scale*), criada para o ensaio. Os *desfechos secundários* foram duas avaliações adicionais de dor e três avaliações da função, além da dor da artrite em geral (ou seja, não especificamente no joelho do estudo), avaliada por meio da subescala de dor de quatro itens das Escalas de Medição do Impacto da Artrite (AIMS2-P).

No protocolo de pesquisa, é preciso descrever todos os resultados buscados e como serão obtidos. Desfechos escolhidos para um ensaio devem ser universalmente aceitos e entendidos. Portanto, precisam ser alcançáveis, confiáveis e reprodutíveis. Ainda, devem ser significativos para médicos, pacientes e legisladores, que são os usuários finais das evidências geradas por essas pesquisas.

METODOLOGIA CIENTÍFICA PARA A ÁREA DE SAÚDE

Outro tipo de *desfecho combinado* é aquele que faz a contagem de eventos múltiplos, mas todos do mesmo tipo. Então, em vez de registrar a ocorrência ou não de um evento, o pesquisador conta quantos eventos ocorreram ao longo de determinado período. O *desfecho combinado* é, então, uma frequência. São exemplos: 1) a frequência de ataques isquêmicos transitórios e 2) a frequência de convulsões epilépticas durante um período específico de *follow-up*.

O termo *achado*, bastante usado na pesquisa científica, tem significado bem mais geral do que o termo *desfecho*.

> *Achados da pesquisa* – fatos ou informações encontrados pelo pesquisador no decorrer da pesquisa e que sejam considerados de relevância para os participantes ou comunidades participantes. (Resolução CNS nº 466/2012, item II.1)

O que é desfecho substituto?

> Quando medir o desfecho primário é muito difícil, muito caro, ou quando o processo de medição é extremamente invasivo, usa-se um *desfecho substituto* (*surrogate variable*) em lugar do desfecho primário.

Assim, em vez de monitorar infarto do miocárdio ou mortalidade por doença cardiovascular (ocorrências que seriam o desfecho primário), o pesquisador acompanha o participante medindo o progresso da aterosclerose por meio de angiografia ou ultrassom (desfecho substituto). Na área de oncologia, o tamanho do tumor pode ser a variável resposta substituta para a incidência de mortalidade, que seria o desfecho primário.

Usando desfechos substitutos, o pesquisador pode trabalhar com amostras menores em ensaios de menor duração, uma vez que as medidas são feitas antes de ocorrer o evento final, de interesse da pesquisa. O ensaio fica *menos* caro, o que é importantíssimo porque, com a redução dos custos, aumenta-se a possibilidade de fazê-lo. Contudo, algumas questões se impõem: primeiro, o desfecho substituto precisa ser medido com precisão e segurança. Ainda, se submetido a qualquer teste de hipóteses para comparar grupos, deve apresentar o mesmo resultado do teste aplicado sobre o desfecho primário.[13] A segunda questão é sobre a técnica de medida: é aceitável, é invasiva, é inviável? É suficientemente confiável e bem aceita pela comunidade médica?

No caso de doenças que têm risco de morte iminente, alguns argumentam que, para disponibilizar uma nova intervenção, bastariam ensaios clínicos que testassem o desfecho substituto. A justificativa, nesses casos, é a de que seria suficiente detectar qualquer tipo de benefício, mesmo que de curta duração ou, até mesmo, de efeito duvidoso. No entanto, isso não está certo. Qualquer intervenção médica deve ser pelo menos potencialmente benéfica.

Levantadas as condições em que o uso de desfecho substituto parece inadequado, resta perguntar: é ético usar esse tipo de variável? Sim, mas apenas nas fases iniciais de pesquisa, para decidir sobre a melhor dosagem ou se uma intervenção é suficientemente promissora para merecer um ensaio em que se observe o desfecho primário (verdadeiro), que dará resultado mais confiável.

O que são ensaios cegos, duplamente cegos, triplamente cegos, abertos?

É preciso muito cuidado para evitar viés (*bias*) na coleta de dados. A expectativa, seja do participante de pesquisa, seja do pesquisador, pode introduzir viés nos resultados. Para diminuir esse tipo de erro, em muitas pesquisas se exige que as pessoas que fazem a medição em uma balança, no microscópio ou em uma radiografia não saibam a que grupo pertence o paciente ou o material que têm em mãos.

METODOLOGIA CIENTÍFICA PARA A ÁREA DE SAÚDE

Em outras pesquisas, é o participante que não deve ser informado a que grupo ele pertence. Assim como o pesquisador, o participante pode ter expectativas e melhor responder ao tratamento no qual acredita. Ainda, todas as pessoas que zelam pelo paciente (cuidadores, familiares etc.) não devem ser informadas a que grupo o participante foi designado, para que seus comentários não afetem as reações dele.

> *Cegamento* (*masking* ou *blinding*) – estratégia de delineamento de ensaios segundo a qual uma ou mais partes envolvidas no ensaio, como o pesquisador ou o participante, não sabem quais participantes foram designados para quais intervenções.[14]

Dada a atual recomendação para evitar termos que não sejam politicamente corretos, os americanos passaram a designar os delineamentos cegos por *masked designs*. No Brasil, traduziu-se *masked* por *mascarado* – termo que traz conotações de disfarçado, simulado, fingido.[15] Neste texto, a palavra usada é *ensaio cego*. Mas podem ser feitos ensaios cegos simples, ensaios duplamente cegos e ensaios triplamente cegos.

> *Ensaio cego simples* (*single blind trial* ou *single masked trial*) – uma das partes envolvidas no ensaio, seja o pesquisador ou o participante, não sabe para qual intervenção cada participante foi designado.[14]

Para evitar confusão sobre quem não está informado a que grupo os participantes pertencem, os ensaios cegos simples são referidos como:

- Cegos em relação ao pesquisador
- Cegos em relação ao participante
- Cegos em relação ao cuidador
- Cegos em relação ao analista (estatístico).

Capítulo 3. Ensaios Clínicos: Mais Definições

No entanto, não basta omitir ao participante o grupo ao qual ele foi designado. É preciso que as intervenções sejam não identificáveis. Um ensaio clínico para comparar drogas terapêuticas não é cego se as drogas puderem ser identificadas pelo gosto, aspecto, cheiro ou por efeitos colaterais.

Exemplo 3-4

Em um ensaio sobre os possíveis benefícios da vitamina C sobre resfriados, os participantes, que eram da equipe médica, sabiam o que tomavam porque haviam mordido o tablete para sentir, pelo gosto, se estavam recebendo vitamina C ou placebo.[16] Muitos dos que haviam sido designados para o braço placebo se retiraram. A vitamina C mostrou ser benéfica para os participantes que disseram haver identificado a droga, mas não se revelou efetiva para os participantes que disseram não haver identificado o grupo ao qual pertenciam. Como a gravidade e a duração dos resfriados eram relatadas pelos próprios participantes, o fato de o participante se sentir tratado e ter convicção de que vitamina C é efetiva para prevenir e tratar resfriados deve ter trazido viés aos resultados. Esse ensaio está relatado em Friedman, Furberg e DeMets,[17] que observam, adequadamente, que o fato de os autores terem apontado as falhas no próprio trabalho foi importante como resultado da pesquisa, que ficou sendo um exemplo da necessidade de cegamento correto.

Ensaio duplamente cego ou *ensaio duplo-cego* (*double blind* ou *double masked trial*) – nem o pesquisador, nem o participante sabem para qual intervenção o participante foi designado.

Os ensaios duplamente cegos exigem registros extremamente cuidadosos e, é claro, não podem ser conduzidos por um único pesquisador. Outra pessoa, que não o pesquisador, deve designar as intervenções e monitorar a segurança dos participantes.

METODOLOGIA CIENTÍFICA PARA A ÁREA DE SAÚDE

> ### Exemplo 3-5
>
> Foi conduzido um ensaio multicêntrico, randomizado, duplo-cego[18] para estudar a eficácia e a segurança de donezepil como tratamento para pacientes com doença de Alzheimer, de leve a moderada. Foram designados 162 pacientes para receber doses diárias de placebo, 154 pacientes para receber 5 mg de donepezila e 157 pacientes para receber 10 mg de donepezila, durante 24 semanas. Essas 24 semanas foram seguidas por um período de ensaio cego simples com placebo para todos os participantes.

Ensaio triplamente cego ou *triplo-cego* (*triple blind*) – nem o participante, nem o pesquisador, nem outras pessoas envolvidas na pesquisa (como quem administra o tratamento ou o estatístico) sabem para qual intervenção o participante foi designado.

Os ensaios triplamente cegos são pouco referidos porque precauções adicionais já são tomadas nos ensaios duplamente cegos. De qualquer forma, o termo enfatiza os cuidados que devem ser adotados na pesquisa médica.

Deve ser feito algum tipo de cegamento nos ensaios, sempre que possível. Quando se comparam duas drogas terapêuticas, elas precisam ser *aparentemente idênticas*. Às vezes, isso não é possível, porque uma das drogas é apresentada, por exemplo, na forma de comprimido, e outra na forma de suspensão. Usam-se, então, *dois placebos* (*double placebo*), isto é, deve haver um placebo para o comprimido e um placebo para a suspensão, como mostra a Figura 3-1. É um ensaio com duplo cegamento (*double dummy trial*). São comparados dois braços ou grupos:

- Braço experimental: droga A (ativa) em comprimido e um placebo B em suspensão, para a droga B
- Braço comparador ativo: droga B (ativa) na forma de suspensão e um placebo A em comprimido, para a droga A.

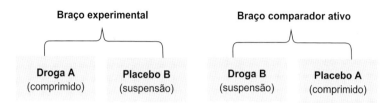

Figura 3-1 Tratamentos para a comparação de dois grupos usando placebos duplos.

Ainda, quando se comparam duas drogas terapêuticas, podem ser organizados quatro grupos para comparação, como mostra a Figura 3-2.

- Grupo 1: droga A (ativa) em comprimido e droga B (ativa) em suspensão
- Grupo 2: droga A (ativa) em comprimido e placebo B em suspensão
- Grupo 3: droga B (ativa) em suspensão e placebo A em comprimido
- Grupo 4: placebo A em comprimido e placebo B em suspensão.

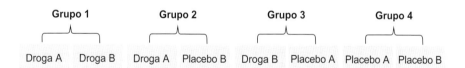

Figura 3-2 Tratamentos para a comparação de quatro grupos usando placebos duplos.

Alguns tipos de ensaios não podem ter cegamento pela natureza do tratamento. Isso acontece em ensaios na área de ortodontia, de psicoterapia, na comparação de dispositivos médicos e nos ensaios que envolvem mudanças no estilo de vida (p. ex., hábitos alimentares). Usam-se, então, ensaios abertos.

> *Ensaio aberto (open label trial)* – não há cegamento. Todas as pessoas envolvidas sabem para quais intervenções os participantes foram designados.[14]

O termo *ensaio aberto* nem sempre é esclarecedor. Então, é recomendável informar ou explicar, se necessário, por que o ensaio foi conduzido sem cegamento.[19]

Há quem argumente que os ensaios abertos são mais confortáveis para o médico, que se sente mais seguro para suspender uma droga nova ao detectar efeitos colaterais descritos no protocolo. Contudo, nos ensaios clínicos com drogas terapêuticas e vacinas, a ANVISA pede informações sobre o cegamento (mascaramento) nos relatórios de ensaios clínicos. Em relação a um medicamento experimental, o cegamento significa o mascaramento intencional da identidade do produto de acordo com as instruções do patrocinador. Se os medicamentos, no ensaio clínico, forem comprimidos orais, todos os participantes recebem comprimidos com mesma cor, mesmo gosto, mesmo cheiro – embora um grupo de participantes esteja recebendo um placebo.[20]

> O patrocinador deve assegurar que o medicamento experimental, medicamento comparador modificado e placebo, quando utilizados, sejam fabricados de acordo com BPF[21] e sejam codificados e rotulados de forma a proteger o mascaramento, se aplicável, e os caracterize como produtos sob investigação clínica. (ANVISA, RDC nº 9/2015, Capítulo II, Seção I, art. 14)

O que são participantes ingênuos em ensaios clínicos?

> *Participante ingênuo (naïve participant)* em um ensaio – participante ou sujeito deliberadamente enganado sobre o real objetivo do ensaio ou que não sabe o que está sendo observado. Desconhece, portanto, as hipóteses em teste.[22]

Embora seja fato estabelecido que, por questões de ética, o pesquisador deve explicar ao participante em potencial da pesquisa tudo o que possa, eventualmente, afetar a vontade de essa pessoa participar do experimento, as exigências metodológicas de algumas pesquisas entram em conflito com essa responsabilidade do pesquisador.

A razão para limitar o grau de esclarecimento que o pesquisador deve ao participante de pesquisa é que os dados não seriam válidos se o participante tivesse pleno conhecimento das hipóteses em teste. A pessoa então participa do ensaio sem saber o objetivo da pesquisa ou, até mesmo, tendo recebido informações deliberadamente erradas, porque o pesquisador quer criar condições para observar determinados comportamentos ou atitudes.

> Na pesquisa que depende de restrição de informações aos seus participantes, tal fato deverá ser devidamente explicitado e justificado pelo pesquisador responsável ao Sistema CEP/CONEP. Os dados obtidos a partir dos participantes da pesquisa não poderão ser usados para outros fins além dos previstos no protocolo e/ou no consentimento livre e esclarecido. (Resolução CNS nº 466/2012, item IV.7)

É obrigação do pesquisador que trabalha com "sujeitos ingênuos" explicar, no protocolo de pesquisa apresentado ao CEP, porque o ensaio precisa ser feito com sujeitos ingênuos, isto é, porque precisa que o participante de pesquisa desconheça a situação experimental. No trabalho publicado também deve estar explícito o motivo que determinou o uso de sujeitos ingênuos. Ainda, do ponto de vista da ética, é razoável considerar que seja obrigação do pesquisador explicar, tão logo quanto possível, todo o experimento a cada participante da pesquisa, mostrando as razões de ter retido informações.

Dois psicólogos americanos, Rosenthal e Milgram, ficaram famosos por experimentos que fizeram usando sujeitos ingênuos (*naïve*) não apenas pelo fato de terem trabalhado com sujeitos ingênuos, mas também porque as pesquisas são singulares e chamativas. Ambos publicaram livros com seus relatos. Rosenthal conduziu uma série de experimentos mostrando que pesquisadores obtêm os resultados que esperam muito mais frequentemente do que se presume. É o "efeito da expectativa do pesquisador", observado em estudos de aprendizagem, sobre o tempo de reação das pessoas a determinados eventos, em julgamentos de psicólogos e na percepção das pessoas sobre situações da vida diária.

Exemplo 3-6

Rosenthal pediu aos alunos de psicologia que testassem a capacidade que ratos de laboratório têm para aprender a correr em labirinto.[23] Forneceu então aos alunos dois grupos de ratos e os identificou:

- Grupo 1, constituído por "ratos inteligentes", que provinham de uma linhagem selecionada pela capacidade de aprender a correr em labirinto
- Grupo 2, constituído por "ratos tolos", incapazes de aprender.

Os alunos verificaram que os "ratos inteligentes" aprendiam tarefas muito mais rápido do que os "ratos tolos". A questão é que não havia "ratos inteligentes" e "ratos tolos". Todos provinham da mesma linhagem e os grupos haviam sido formados ao acaso.

É importante frisar: este *não* é um experimento com ratos de laboratório, mas uma *pesquisa com seres humanos* que, como "sujeitos ingênuos", mostraram o "efeito da expectativa do experimentador" sobre o que é relatado em uma pesquisa experimental.

Os experimentos de Milgram também o tornaram famoso, especialmente aquele relativo à obediência à autoridade.[24] De acordo com o autor, o senso de moral das pessoas é sensível à pressão externa, ou seja, a ideia de obedecer precede a ideia de evitar danos a outrem. É claro que essa conclusão é polêmica, mas os experimentos de Milgram sugerem que as pessoas subestimam o impacto que outras pessoas exercem sobre elas próprias.

Exemplo 3-7

O psicólogo Stanley Milgram começou seus experimentos em 1961, 3 meses após o início do julgamento de Adolf Eichmann,[24] o carrasco nazista preso na Argentina e condenado a morte em Israel. Milgram concebeu seu estudo para responder, em laboratório, à pergunta "Eichmann e seus milhões de cúmplices do Holocausto apenas seguiam ordens, como alegavam?". Os experimentos de Milgram medeiam a disposição dos participantes da pesquisa para obedecer a uma autoridade, praticando atos que entrassem em conflito com a consciência deles próprios. Para isso, 40 homens com idades entre 20 e 50 anos foram convidados para participar de um experimento sobre "aprendizagem".[25] De início, eles eram apresentados a outro participante, que seria o "aluno". O voluntário tomava o lugar de "professor". O "aluno" deveria decorar uma lista de pares de palavras, para demonstrar sua capacidade de aprender. Sentava-se, então, em uma cadeira e era amarrado com eletrodos. Depois, o "professor" dizia uma das palavras da lista e o "aluno" deveria dizer seu par. Toda vez que o "aluno" errasse, o "professor" deveria dar-lhe um choque elétrico. O "aluno" dava respostas erradas de propósito, porque era, na verdade, um ator trabalhando para Milgram. Se o "professor" hesitava, recebia o comando para continuar e aumentar o choque, que podia atingir, na marcação fictícia do aparelho, até 450 volts. Estava aí indicado choque grave, perigo. Todos os participantes chegaram até 300 volts; 65% atingiram os 450 volts.

A expressão "sujeito ingênuo" ou "participante ingênuo" precisa ser bem explicada na pesquisa, porque é ambígua. Em inglês, a mesma expressão *naïve subject* pode indicar paciente que nunca recebeu tratamento,[26] que, em português, teria a designação "virgem de tratamento". Na área de Psicologia, a expressão "sujeito ingênuo" é usada para indicar a pessoa que, sem saber, faz parte de uma pesquisa.

METODOLOGIA CIENTÍFICA PARA A ÁREA DE SAÚDE

Outra razão para insistir no tema é o fato de ainda haver confusão entre "ensaio cego" e ensaio com "sujeito ingênuo". No ensaio cego, o participante cegado tem pleno conhecimento da situação experimental, ou seja, que grupos estão em comparação e que ele próprio está sendo designado ao acaso para um dos grupos da pesquisa. Já o "sujeito ingênuo" não foi esclarecido sobre os objetivos da pesquisa ou foi deliberadamente enganado.

O que é confundimento?

> *Confundimento* (*confounding*) – ocorre no ensaio quando, devido ao delineamento, o efeito da intervenção fica confundido com o efeito de outros fatores, chamados fatores de confundimento ou fatores de confusão (*confounding factors*).[17]

Se, em dado ensaio, os grupos se distinguem apenas pelo fato de um deles receber determinada intervenção e o outro não, é lógico inferir que a causa da diferença entre os grupos seja a intervenção. No entanto, se os grupos diferem com relação a outros fatores, a diferença entre grupos pode ser, no todo ou em parte, consequência desses outros fatores. Nesses casos, mesmo que exista diferença entre grupos, não se pode concluir que a intervenção causou a diferença. Afinal, há fatores de confusão que não permitem isolar o efeito da intervenção.

Exemplo 3-8

Um professor de educação física tem entre seus alunos homens e mulheres. Para testar o efeito do treinamento na velocidade de corrida, o professor divide seus alunos em dois grupos: um grupo de homens e um grupo de mulheres. Depois, dá treinamento para o grupo de homens e deixa o grupo de mulheres como controle. Este exemplo foi imaginado só para dar um exemplo óbvio de confundimento: sexo e treinamento estão *confundidos* na resposta. Como a velocidade de corrida é, em média, maior entre homens, se o grupo tratado (de homens) correr mais, não há como concluir que o treinamento teve efeito.

Capítulo 3. Ensaios Clínicos: Mais Definições

Quando o fator de confusão é conhecido, fica fácil lidar com a situação. No entanto, se for desconhecido, pode ser impossível distinguir o que é efeito da intervenção do que é efeito do fator de confusão. A melhor defesa contra o confundimento, quando o fator de confusão é desconhecido, é a randomização, que garante a distribuição aleatória dos fatores de confusão entre os grupos. No caso do Exemplo 3-8, em que o fator de confusão é conhecido (sexo, que está confundido com o tratamento, que é treinamento), é melhor proceder à estratificação.[27]

O confundimento também pode ocorrer quando o pesquisador quer estabelecer associação entre duas variáveis – e elas *não* estão associadas entre si, mas com uma terceira variável.

Exemplo 3-9

Um pesquisador quer saber se o consumo de café está associado à doença cardiovascular. Toma um grupo de pessoas que consomem muito café para comparar com um grupo que não toma café. No entanto, o hábito de beber café está associado ao tabagismo, que está associado à doença cardiovascular. Então, se o grupo de pessoas que consomem muito café tiver mais casos de doença cardiovascular, não há como concluir que a causa é beber muito café. O hábito de fumar é um fator de confusão, como mostra a Figura 3-3.

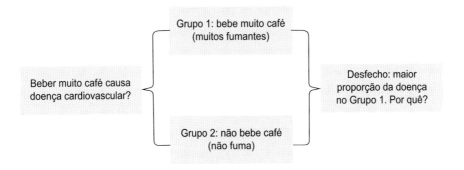

Figura 3-3 Confundimento: consumo de café e tabagismo.

METODOLOGIA CIENTÍFICA PARA A ÁREA DE SAÚDE

Confundimento tem certa similaridade com viés, mas é outro conceito. Enquanto viés refere-se ao erro sistemático de medição, confundimento é erro no delineamento (*design*) do ensaio.

O que é *washout*?

Período de eliminação – mais conhecido no Brasil pela expressão em inglês *washout*, é um intervalo de tempo suficientemente grande entre dois períodos de tratamentos para que o efeito residual de uma formulação, administrada em um período de tratamento, seja eliminado das unidades experimentais para o próximo período.[28]
Efeito da droga – efeito observado durante o período no qual ela é administrada.
Efeito residual (*carry over effect*) – efeito que persiste, terminado o período da dosagem.

Para avaliar o efeito de uma droga T, são feitos ensaios em que cada voluntário recebe tanto a droga T em teste como uma droga R de referência, mas em ocasiões diferentes. O pesquisador deve sortear a droga (T ou R) que será administrada ao voluntário em primeiro lugar a cada um dos voluntários. Depois, decorrido certo período, o pesquisador deverá administrar a segunda droga. Esse período entre as duas administrações, denominado *washout*, é obrigatório, porque a droga usada em primeiro lugar pode ter efeito persistente, que afetará o efeito da droga usada no período subsequente, como ilustra a Figura 3-4.

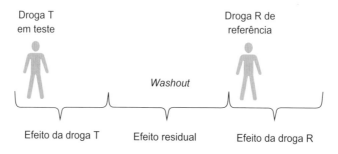

Figura 3-4 Período de eliminação (*washout*).

Durante o *washout*, o paciente não recebe droga ativa, mas pode receber placebo. O intervalo entre os dois períodos de coleta (*washout*) deve ser de, no mínimo, sete meias-vidas de eliminação do fármaco e/ou do metabólito,[28] para garantir completa depuração. Está apresentada, na Tabela 3-1, uma distribuição de ensaios clínicos de acordo com a região em que o ensaio foi conduzido e o número de dias de *washout*, para dar ideia da questão.

Tabela 3-1 Distribuição de estudos conforme o número de dias de *washout* em diferentes regiões.

Tempo de *washout* (em dias)	Brasil	Ásia	Europa	América	Total
6	0	2	0	0	2
7	7	15	9	4	35
14	9	6	2	0	17
De 20 até 28	3	1	3	0	7
Sem informação	2	1	2	1	6
Total	21	25	16	5	67

Fonte: Reproduzida de Chellini.[29]

O que é período de *run-in*?

Período introdutório (run-in ou lead-in period) – período que decorre entre a inscrição do paciente e o início do ensaio, ou seja, a randomização.

Os ensaios clínicos começam com a *triagem* (*screening*), isto é, com a identificação das pessoas que aparentemente atendem às características que serão estudadas. As pessoas que passaram pela triagem são avaliadas novamente, para verificar a *elegibilidade*. As pessoas consideradas elegíveis são convidadas para participar da pesquisa, ou seja, é feito o *recrutamento* (*recruitment*). São inscritas apenas as pessoas que concordarem em participar e assinarem o TCLE. Veja o fluxograma da Figura 1-2 do Capítulo 1.

O período introdutório, ou período de pré-randomização, ou *run-in*, é o tempo que decorre entre a inscrição e a randomização. Conforme dispõe a ANVISA, esse período *não* é obrigatório, mas, se for adotado, pode ser aplicado um de dois procedimentos: 1) não se administra tratamento ativo nem placebo – seria um período de *washout*; 2) não se administra tratamento ativo, mas se administra placebo.

Qualquer que seja o procedimento, é razoável indicar controle de dieta durante esse período.

Ainda, o período de *run-in* pode ser utilizado para excluir pacientes recrutados por erro (na avaliação dos critérios de inclusão-exclusão) e os que não cumprem o protocolo ou respondem ao placebo, como mostra a Figura 3-5.

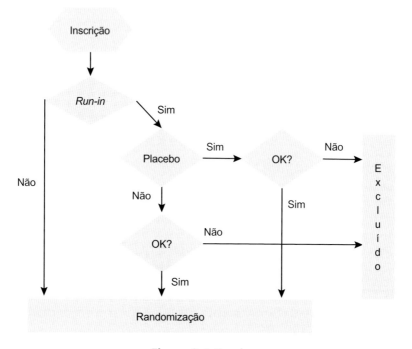

Figura 3-5 *Run-in.*

Capítulo 3. Ensaios Clínicos: Mais Definições

Retirar participantes que não cumprem o protocolo ou respondem ao placebo diminui a *validade externa* do ensaio, ou seja, a generalização dos resultados, porque na prática clínica ocorrem pacientes com essas características. Por outro lado, a exclusão dos não cumpridores do protocolo ou respondedores a placebo aumenta a *validade interna* e deve aumentar o poder do teste estatístico. Contudo, a generalização fica comprometida.

Também podem surgir questões de ética quando se adota o período introdutório (período de *run-in*). Para participar do ensaio, o paciente precisa descontinuar os medicamentos que vinha utilizando. Nos casos de doenças que têm terapia padrão efetiva, esse procedimento pode *não* ser defensável do ponto de vista da ética, principalmente se houver a possibilidade de prejuízo para o paciente a longo prazo. Não há sentido em suspender a medicação que está sendo terapeuticamente eficiente só para que o paciente possa participar de uma pesquisa. No entanto, é razoável incluir, nessas pesquisas, pacientes virgens de tratamento.

O que são intenção de tratar e análise por protocolo?

Intenção de tratar (intention to treat [ITT] analysis) – estratégia para a análise de ensaios clínicos randomizados que compara os dados obtidos de pacientes considerando-os pertencentes aos grupos aos quais foram originalmente randomizados.[30]

Análise por protocolo (per-protocol [PP] analysis) – análise que inclui apenas dados de pacientes que aderiram estritamente ao protocolo.[31]

É sempre preciso levar em conta, quando se planeja um ensaio clínico controlado randomizado, que nem todos os participantes irão proceder em conformidade com o protocolo, principalmente nos casos de ensaios de longa duração, com grandes amostras.

METODOLOGIA CIENTÍFICA PARA A ÁREA DE SAÚDE

Essas "violações de protocolo" podem ser explicadas por diferentes motivos:

- *Forma grave da doença*: pacientes com a forma grave da doença ou propensos ao surgimento de novas doenças podem ter efeitos adversos graves mais frequentemente, o que determina o descumprimento do protocolo
- *Erro na aplicação do tratamento*: alguns participantes podem ter recebido, inadvertidamente, intervenção destinada a outro braço do ensaio
- *Tratamento medicamentoso concomitante*: alguns participantes podem estar recebendo, simultaneamente, outro tratamento – e não terem informado isso quando se inscreveram no ensaio
- *Cruzamento (cross-over)*: um ou mais participantes designados para o braço experimental podem ter optado pelo tratamento padrão
- *Abandono do ensaio*: alguns pacientes podem abandonar o ensaio por motivos pessoais. Isso pode ocorrer em um ou nos dois grupos. Quando isso acontece em grande número, diminui o tamanho da amostra e, consequentemente, o poder do teste estatístico
- *Retirada do paciente*: um ou mais participantes podem ter sido retirados da pesquisa pelo pesquisador porque relataram não estar seguindo o protocolo ou apresentaram efeitos adversos graves.

Ao planejar a análise estatística dos resultados do ensaio, o pesquisador pode se sentir tentado a excluir participantes "não conformes" com o protocolo. A motivação não é de fraude, mas de integridade, porque o pesquisador pensa que assim estará garantindo uma boa comparação da eficácia de uma intervenção em relação à outra, ou seja, os resultados do ensaio corresponderiam ao que foi planejado.[31] No entanto, essa abordagem, apesar de parecer correta, é falha.

Os resultados obtidos com a análise estatística dos dados levando em conta a intenção de tratar ficam mais próximos do que

Capítulo 3. Ensaios Clínicos: Mais Definições

ocorre na prática clínica – embora a probabilidade de detectar significância estatística diminua.

Por outro lado, há quem argumente que o objetivo de um ensaio é avaliar a proporção de pessoas que podem se beneficiar de determinado tratamento. Não se pode esperar que aqueles que não completaram o tratamento se beneficiem dele. Sugerem, então, a análise por protocolo, que inclui apenas os dados de pacientes que aderiram ao protocolo. Isso não reflete com precisão o efeito benéfico que pode ser esperado na prática clínica, entre aqueles que receberem esse tratamento específico. Como uma intervenção tem melhor efeito em pacientes disciplinados, a análise por protocolo fornece uma estimativa exagerada do efeito do tratamento.

Exemplo 3-10

Foi conduzido[32] um ensaio randomizado, prospectivo, multicêntrico, com 26.449 pacientes que tinham um histórico de infarto do miocárdio, AVC isquêmico ou doença arterial periférica. Os pacientes foram designados ao acaso para receber vorapaxar (2,5 mg/dia) ou um placebo e foram acompanhados por cerca de 30 meses. O desfecho primário era uma variável resposta combinada: morte por causas cardiovasculares, infarto do miocárdio ou AVC. Depois de 2 anos, a comissão de monitoramento de dados e segurança (Data and Security Monitoring Board) recomendou descontinuar o tratamento em pacientes com história de AVC devido ao risco de hemorragia intracraniana. A inibição do fator ativado por proteinase (PAR-1) com vorapaxar reduziu o risco de morte por causas cardiovasculares e de eventos isquêmicos em pacientes com aterosclerose que estavam recebendo, também, terapia padrão. No entanto, aumentou o risco de sangramento, inclusive de hemorragia intracraniana. Foi então conduzida uma análise estatística dos dados com base no princípio de intenção de tratar, isto é, foram analisados os dados de todos os pacientes randomizados, embora tenha sido descontinuado o tratamento em pacientes com história de AVC. Depois, foi feita uma segunda análise por protocolo, usando apenas os dados de pacientes sem história de AVC, que haviam sido retirados do ensaio.

METODOLOGIA CIENTÍFICA PARA A ÁREA DE SAÚDE

Cabe lembrar aqui que a análise estatística dos dados levando em conta a intenção de tratar captura dois critérios: 1) os dados são analisados considerando que os participantes da pesquisa estavam alocados no grupo ao qual foram alocados; 2) todos os participantes são incluídos na análise, quer seus dados tenham ou não sido coletados. O primeiro critério é geralmente aceito, mas não há consenso sobre o segundo. Incluir participantes cujos dados são desconhecidos exige imputação.[33] Muitos autores fazem a análise com intenção de tratar somente quando o primeiro critério é satisfeito.

De qualquer modo, a análise por protocolo tem *validade interna*. A *validade externa* fica, porém, comprometida, porque os resultados do ensaio só se aplicam a pacientes que não apresentam condições ou doenças que os obriguem a abandonar o ensaio ou são extremamente disciplinados (cumprem as regras). Validade interna e validade externa são mais bem entendidas por meio de um exemplo simples.

> ### Exemplo 3-11
>
> Imagine, que, para testar uma nova conduta nos casos de mulheres com câncer de mama, será conduzido um ensaio. Se, depois de randomizadas, todas as mulheres com menos de 45 anos de idade forem retiradas do ensaio, a *validade interna* não fica comprometida desde que a amostra seja grande. No entanto, os resultados do ensaio não podem ser estendidos para mulheres com menos de 45 anos de idade, ou seja, a *validade externa* fica reduzida com a exclusão de mulheres com menos de 45 anos.

O que é LOCF?

Antigamente, quando ocorriam dados faltantes, apenas se ignorava a situação e se procedia à análise, desprezando os dados de pacientes que não cumpriam todo o protocolo. Também era comum substituir o dado faltante pela média dos demais participantes ou usar uma estimativa feita por regressão linear.

Mais recentemente, foi proposto repetir a última medida obtida no participante que se retirou do estudo, como se fosse essa a medida feita nas visitas subsequentes, às quais o participante não compareceu. É a chamada LOCF, sigla da expressão em inglês de *last observation carried forward*. A Tabela 3-2 apresenta um exemplo de LOCF: para cada participante, o valor faltante foi substituído pelo último valor observado da variável. Cumpre lembrar, no entanto, que uma medida da qualidade do ensaio é o número de participantes que cumpriram todas as visitas.

Tabela 3-2 Valor perdido substituído pelo último valor observado da variável.

Participante	Visita					
	1	2	3	4	5	6
1	2,8	2,1	1,0	? = 1,0	? = 1,0	? = 1,0
2	3,1	2,5	2,8	1,4	1,8	2,0
3	2,7	2,4	2,9	3,5	? = 3,5	? = 3,5

Cabe considerar também, embora de passagem, que os métodos estatísticos para a análise de dados longitudinais avançaram dramaticamente. Na abordagem padrão para análise de dados longitudinais, utiliza-se a LOCF. Contudo, mais modernamente, é possível optar por modelos de regressão generalizada de efeitos mistos, que permitem uma análise mais completa de todos os dados longitudinais disponíveis. Bons exemplos do uso dessas ferramentas estatísticas são encontrados na literatura médica especializada.[34]

O que é *follow-up*?

No protocolo de pesquisa, deve estar descrito o *período de acompanhamento* ou *período de seguimento*, mais conhecido no Brasil pela expressão em inglês *follow-up*.

METODOLOGIA CIENTÍFICA PARA A ÁREA DE SAÚDE

Follow-up[35] – monitoramento da saúde da pessoa por certo período ao longo do tempo, depois do tratamento. Nos ensaios clínicos, significa monitorar a saúde da pessoa tanto durante o ensaio como depois que este termina.

A ANVISA exige que sejam dadas, nos relatórios, informações sobre o *número de segmentos*, ou seja, o *número de subdivisões* em que o estudo está dividido. Além disso, pede que o pesquisador indique o número de segmentos, e exemplifica: *run-in*, *washout*, tratamento, período de acompanhamento. "Em acompanhamento" significa "em *follow-up* após término do uso do produto investigacional". A Agência define como *perdas de seguimento* os participantes que não foram retirados, mas não aderiram a todas as etapas do ensaio clínico.

Resumo

Desfecho (*endpoint*), também referido como variável resposta (*response variable*), é o evento ou o resultado medido objetivamente no decorrer de um ensaio para determinar se a intervenção em estudo é benéfica.

Desfechos primários ou desfechos duros (*hard endpoints*) são os resultados mais importantes que podem ser obtidos no ensaio. Precisam ser bem definidos, medidos objetivamente e especificados como o objetivo principal da pesquisa. É com base neles que se determina o tamanho da amostra.

Desfechos secundários ou desfechos moles (*soft endpoints*) são resultados de questões que podem ser obtidas no mesmo ensaio, mas que não são de relevância maior. Precisam, porém, estar relacionados aos efeitos da intervenção ou intervenções em investigação e ser especificados no protocolo.

Um desfecho substituto (*surrogate variable*) é usado em lugar do desfecho primário quando medir o desfecho primário for muito difícil ou muito caro ou quando o processo de medição for extremamente invasivo. O desfecho substituto, se submetido a qualquer teste de hipóteses para comparar grupos, deve apresentar o mesmo resultado do teste aplicado sobre o desfecho primário.

Cegamento (*masking* ou *blinding*) é uma estratégia de delineamento de ensaios segundo a qual uma ou mais partes envolvidas no ensaio, como o pesquisador ou o participante, não sabem quais participantes foram designados para quais intervenções.

Ensaio cego simples (*single blind trial* ou *single masked trial*) é aquele em que uma das partes envolvidas no ensaio, seja o pesquisador ou o participante, não sabe para qual intervenção cada participante foi designado.

Ensaio duplamente cego ou ensaio duplo-cego (*double blind* ou *double masked trial*) é aquele em que nem o pesquisador, nem o participante sabem para qual intervenção o participante foi designado.

Ensaio triplamente cego ou triplo-cego (*triple blind*) é aquele em que nem o participante, nem o pesquisador, nem outras pessoas envolvidas na pesquisa (como quem administra o tratamento ou o estatístico) sabem para qual intervenção o participante foi designado.

Ensaio aberto (*open label trial*) é aquele em que não há cegamento. Todas as pessoas envolvidas sabem para quais intervenções os participantes foram designados.

Participante ingênuo (*naïve participant*) em um ensaio é o participante ou sujeito deliberadamente enganado sobre o real objetivo do ensaio ou que não sabe o que está sendo observado. Desconhece, portanto, as hipóteses em teste.

Confundimento (*confounding*) ocorre no ensaio quando, devido ao delineamento, o efeito da intervenção fica confundido com o efeito de outros fatores, chamados fatores de confundimento ou fatores de confusão (*confounding factors*).

Período de eliminação, mais conhecido no Brasil pela expressão em inglês *washout*, é um intervalo de tempo suficientemente grande entre dois tratamentos, para que o efeito residual de uma formulação, administrada em um período de tratamento, seja eliminado das unidades experimentais para o próximo período.

METODOLOGIA CIENTÍFICA PARA A ÁREA DE SAÚDE

Efeito da droga é o efeito observado durante o período no qual ela é administrada.

Efeito residual (*carry over effect*) é aquele que persiste, terminado o período da dosagem.

Período introdutório (*run-in* ou *lead-in period*) é o período que decorre entre o recrutamento do paciente após triagem e o início do ensaio.

Intenção de tratar (*intention to treat [ITT] analysis*) é uma estratégia para a análise estatística de ensaios clínicos randomizados que compara os dados obtidos de pacientes considerando-os pertencentes aos grupos aos quais foram originalmente randomizados.

Análise por protocolo (*per-protocol [PP] analysis*) é aquela que inclui apenas pacientes que comprovadamente aderiram ao protocolo.

Follow-up significa monitorar a saúde da pessoa por certo período ao longo do tempo, depois de terminado o tratamento. Nos ensaios clínicos, significa monitorar a saúde da pessoa tanto durante o ensaio como depois que este termina.

4

Delineamento de Ensaios Clínicos

Pertencem à história da Medicina casos de novas intervenções cuja superioridade foi detectada sem qualquer ensaio clínico. É sempre citada a penicilina, que foi introduzida na prática médica sem muita pesquisa. No entanto, essa é a exceção. A regra, hoje, é o que acontece na indústria farmacêutica mundial, um ramo de produção dedicado a pesquisa, desenvolvimento, fabricação e distribuição de medicamentos e outros itens voltados à prevenção e ao tratamento das doenças. É um mercado extremamente competitivo, que movimenta trilhões de dólares por ano no mundo.

É claro que as indústrias farmacêuticas visam ao lucro – o que significa a busca de produtos mais rentáveis e o fato de as doenças de pobreza serem menos investigadas –, mas isso não significa que o rigor na investigação seja menor. A formulação de uma nova droga é um processo demorado, que demanda muito trabalho e muito investimento. De qualquer modo, foi a Covid-19, um desastre diferente de tudo que já aconteceu, que colocou a discussão das vacinas e dos medicamentos para o grande público. Apesar de nem toda informação ser adequada, a ideia de que a busca por novos tratamentos e novos métodos de prevenção exige pesquisa longa e árdua, com idas e vindas, foi colocada.

As consequências de não se conduzir ensaios clínicos adequados no devido tempo podem ser sérias. Um argumento a favor dos ensaios clínicos é o fato de algumas intervenções terem sido abandonadas logo depois de serem acolhidas com entusiasmo, por

METODOLOGIA CIENTÍFICA PARA A ÁREA DE SAÚDE

absoluta falta de evidência de superioridade ou, até mesmo, pelo fato de terem se mostrado prejudiciais. Exemplos clássicos de intervenções introduzidas na prática médica sem experimentação e que posteriormente se revelaram prejudiciais são a técnica de resfriamento no caso de úlcera gástrica e o uso de talidomida como antiemético para gestantes. Os ensaios clínicos são, portanto, essenciais.

O que é delineamento do ensaio?

> *Delineamento do ensaio (trial design)* ou *modelo de intervenção (intervention model)* – descrição do procedimento adotado para designar as intervenções em estudo aos diversos participantes de um mesmo ensaio clínico.

Estes são alguns modelos de intervenção: ensaio clínico controlado randomizado em paralelo, randomização blocada, randomização estratificada, delineamento cruzado, delineamento para órgãos emparelhados, delineamentos não randômicos para ensaios clínicos "antes e depois" e delineamentos fatoriais. Essa seleção de modelos não está completa – há vários outros modelos –, mas inclui os delineamentos mais utilizados.

O que é ensaio clínico randomizado?

> *Ensaio clínico randomizado (randomized clinical trial)* – modelo de intervenção em que os participantes da pesquisa são designados aos diferentes braços do ensaio por processo totalmente aleatório.

A vantagem dos ensaios clínicos randomizados é permitir ao pesquisador comparar tantas intervenções quantas queira, com número diferente de participantes em cada braço, sem que isso introduza maiores dificuldades na análise estatística. A desvantagem dos ensaios clínicos randomizados é a exigência de que os braços sejam constituídos por participantes similares em relação a todos

Capítulo 4. Delineamento de Ensaios Clínicos

os aspectos relevantes para o estudo. No entanto, isso provavelmente só acontece em grandes ensaios.

É bastante comum que ensaios clínicos randomizados comparem dois braços e, nesses casos, que os dois braços tenham o mesmo número de participantes, como mostra a Figura 4-1. Diz-se, então, que a *razão de randomização* é de 1:1 (lê-se um para um).

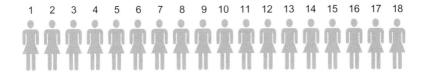

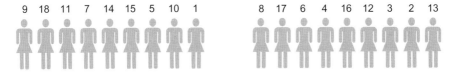

Figura 4-1 Ensaio clínico controlado e randomizado.

Exemplo 4-1

Cento e cinquenta e um pacientes[1] com diagnóstico recente de metástase de câncer de pulmão de células não pequenas foram distribuídos em um ensaio clínico, em dois grupos de mesmo tamanho: o grupo experimental recebeu cuidado paliativo precoce integrado ao tratamento oncológico padrão, e o grupo-controle recebeu apenas o tratamento oncológico padrão. Foram avaliados, por meio de escalas conhecidas, o humor e a qualidade de vida nos dois grupos, tanto na linha de base como 12 semanas depois. Completaram o ensaio 86% dos pacientes registrados. A conclusão foi a de que cuidado paliativo precoce melhora significamente o humor e a qualidade de vida de pacientes com metástase de câncer de pulmão de células não pequenas.

METODOLOGIA CIENTÍFICA PARA A ÁREA DE SAÚDE

Também são conduzidos ensaios clínicos randomizados para comparar três braços: o braço experimental, o braço comparador ativo e um braço comparador placebo. Esse tipo de ensaio é particularmente útil para determinar se a droga experimental tem resultado mais próximo do placebo ou da droga ativa conhecida. Por questões de ética, nesse tipo de delineamento – que compara três braços, sendo um deles placebo – aloca-se menor número de pacientes no braço comparador placebo. A razão de randomização pode ser, por exemplo, 3:3:1. Nesses casos, diz-se que o ensaio é *desbalanceado*.

O que é randomização blocada?

Randomização blocada (blocked randomization) – tipo de delineamento em que os participantes da pesquisa são organizados em blocos na ordem em que se apresentam. O número de participantes por bloco é, na maioria das vezes, igual ou múltiplo do número de braços do ensaio. Nos blocos, os participantes são designados aos diferentes braços do ensaio ao acaso, mas o número de participantes em cada braço é o mesmo em todos os blocos.

Quando os participantes de pesquisa são designados aos braços do ensaio por processo totalmente aleatório, o ensaio pode ficar desbalanceado. Números aleatórios fornecidos por um computador podem compor o braço experimental com mais pessoas do que o braço comparador ativo. Por exemplo, se duas intervenções, A (experimental) e B (comparador ativo), são designadas totalmente ao acaso, isto é, sem qualquer restrição para 100 participantes, pode acontecer de a intervenção A ser sorteada para, digamos, 68 participantes, e a intervenção B, para 32. O ensaio ficaria, então, desbalanceado porque a intervenção A teria mais que o dobro de participantes.

O método de randomização blocada assegura o mesmo tamanho para braços formados ao longo do tempo, mas o pesquisador deve

Capítulo 4. Delineamento de Ensaios Clínicos

organizar blocos com número igual, ou múltiplo do número de braços que pretende comparar. Por exemplo, se o ensaio está planejado para ter dois braços, os blocos podem ter tamanhos 2, 4, 6, 8 ou mais. É melhor, porém, que os blocos sejam pequenos para que o pesquisador possa ter maior controle no delineamento do ensaio.

Então, se para comparar duas drogas, A e B, um pesquisador decidir organizar blocos com *quatro* participantes, cada bloco terá dois participantes submetidos à intervenção A e dois submetidos à intervenção B. Essas intervenções serão designadas aos participantes dentro de um mesmo bloco, ao acaso. Se o número de participantes for 100, o ensaio terá 25 blocos de quatro participantes. Podem ser constituídos blocos com qualquer uma das sequências: AABB, ABAB, BAAB, BABA, BBAA, ABBA. O resultado da randomização para os 25 blocos poderia ser, por exemplo, o que consta na Tabela 4-1.

Tabela 4-1 Resultado da distribuição aleatória de duas intervenções em 25 blocos de quatro participantes.

Nº do bloco	Sorteio	Nº do bloco	Sorteio
1	ABBA	14	ABAB
2	BBAA	15	BAAB
3	BAAB	16	ABAB
4	ABAB	17	ABAB
5	ABAB	18	AABB
6	BAAB	19	ABAB
7	ABAB	20	ABBA
8	AABB	21	ABAB
9	ABAB	22	ABAB
10	BABA	23	BBAA
11	BABA	24	AABB
12	AABB	25	ABBA
13	BABA		

Fica mais fácil designar os tratamentos aos participantes dentro de cada bloco se a randomização já estiver preparada antes de começar o ensaio – e estiver disponível em computador. Portanto, calculado o tamanho da amostra por critério estatístico (no exemplo, n = 100 participantes), para cada quatro participantes inscritos, as intervenções seriam feitas obedecendo à sequência de matrícula e seguindo a ordem estabelecida para o bloco em que os participantes foram alocados. A Figura 4.2 mostra blocos de participantes admitidos no ensaio.

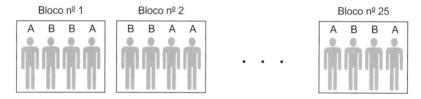

Figura 4-2 Ensaio clínico controlado com randomização blocada.

A randomização blocada tem vantagens. Se o período de entrada no ensaio for relativamente longo ou se os participantes de uma pesquisa vierem de fontes diferentes, o tipo de participante recrutado pode mudar. Nesses casos, a randomização blocada produz braços mais comparáveis.

Isso também acontece quando os pacientes mais doentes são atendidos em primeiro lugar. Caso a randomização *não* seja blocada, é possível que sejam designados mais pacientes muito doentes para um dos braços do ensaio. Ainda, se o ensaio for suspenso, a randomização blocada garante que o número de participantes por intervenção esteja equilibrado.

Apenas como exemplo, considere um ensaio clínico randomizado placebo controlado com três braços, para comparar duas drogas, A e B, e um placebo. Pode ser feito um ensaio com razão de randomização 2:2:1. Se o tamanho da amostra, calculado por estatística, for de 60 participantes, podem ser organizados 12 blocos com cinco participantes em cada um, ou seis blocos com 10 participantes em cada um, como mostra a Tabela 4-2.

Tabela 4-2 Resultado da distribuição aleatória de duas intervenções, A e B, e um placebo, P, em seis blocos, cada um com 10 participantes.

Nº do bloco	Ordem
1	AABPBBAPAB
2	BPAAPBAABB
3	BBPAPABABA
4	ABABPAPABB
5	BPABPABABA
6	AAABPPBABB

Nem sempre, porém, se procede desse modo. Veja o Exemplo 4-2.

Exemplo 4-2

Para comparar a velocidade de ação de duas drogas (ticagrelor e clopidogrel) indicadas para prevenir a formação de coágulos de sangue que possam causar infarto agudo do miocárdio ou acidente vascular cerebral (AVC), foi conduzido um ensaio clínico.[2] Foram recrutados 154 pacientes após triagem, mas, após *washout*, 31 foram excluídos devido a falhas de avaliação na triagem. Os 123 pacientes restantes entraram no ensaio sequencialmente. A proposta era ter 12 pacientes submetidos a placebo. Foram então organizados seis blocos de seis pacientes: dois receberam ticagrelor, dois receberam clopidogrel e dois receberam placebo, em uma randomização blocada. Conseguidos os 12 pacientes submetidos ao placebo, passou-se a designar apenas as duas drogas, aleatoriamente, aos demais participantes do ensaio.

A desvantagem do uso de randomização blocada é o fato de a análise estatística ser bem mais difícil. Alguns pesquisadores fazem randomização blocada e depois a ignoram na análise, o que

METODOLOGIA CIENTÍFICA PARA A ÁREA DE SAÚDE

está errado. É preciso que a análise estatística seja coerente com o delineamento.

Outra desvantagem é o processo de randomização, mais complicado e mais restrito. Nos *ensaios clínicos randomizados*, se o paciente for elegível e assinar o TCLE, é *designado para um braço do ensaio por procedimento totalmente aleatório*. A randomização é feita, portanto, sem qualquer restrição.

Nos ensaios *com randomização blocada*, se o paciente for elegível e assinar o TCLE, é designado para o bloco que está sendo organizado. Dentro do bloco, é designado *para um dos braços do ensaio* por procedimento aleatório. A randomização é feita *dentro de cada bloco*, ou seja, há uma restrição (só dentro do bloco) para randomizar.

O que é randomização estratificada?

Randomização estratificada (stratified randomization) – delineamento em que, antes de iniciar um ensaio, os participantes da pesquisa são organizados em estratos, de acordo com fatores de prognóstico (idade, sexo, etnia, estágio da doença, nível socioeconômico). Depois, dentro de cada estrato, os participantes são designados aos diferentes braços do ensaio por processo aleatório.

A randomização estratificada evita que fatores que reconhecidamente têm efeito no prognóstico ou na capacidade de resposta ao tratamento pesem mais em um dos braços do ensaio que em outros. Por exemplo, se for razoável pressupor que o estágio da doença tem efeito sobre a resposta dos pacientes às duas drogas que vão ser comparadas, o pesquisador deve agrupar os pacientes que estão no mesmo estágio da doença em *estratos*.

Imagine que são reconhecidos três estágios de uma doença, isto é, leve, moderado e grave. Se o pesquisador recrutar pacientes dos três estágios, deve organizar três estratos, cada estrato com

Capítulo 4. Delineamento de Ensaios Clínicos

participantes em um estágio da doença. Depois deve designar, por processo aleatório, uma das drogas (p. ex., a droga experimental) para metade dos pacientes de cada estrato e administrar a outra droga (o controle positivo) para a outra metade, como mostra a Figura 4-3. A randomização é feita *dentro* do estrato.

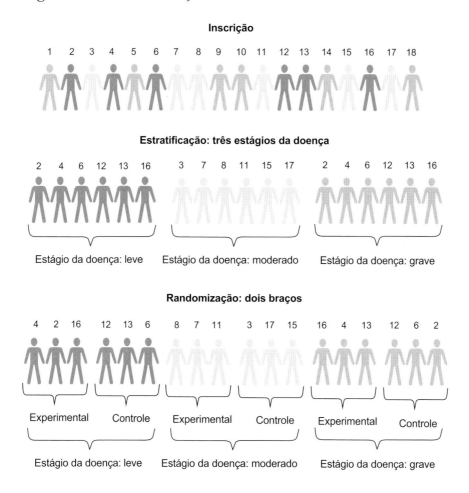

Figura 4-3 Ensaio clínico controlado com randomização estratificada.

A estratificação pode ser feita por mais de um fator. Por exemplo,[3] se o pesquisador quer estratificar por faixa de idade, sexo e hábito de fumar, uma classificação possível seria:

METODOLOGIA CIENTÍFICA PARA A ÁREA DE SAÚDE

- Para idade, faixas de 10 em 10 anos: de 40 a 49, de 50 a 59, de 60 a 69
- Para sexo: masculino, feminino
- Para hábito de fumar: fumante, ex-fumante, não fumante.

São três faixas de idade, dois sexos e três condições para hábito de fumar. Logo, são $3 \times 2 \times 3 = 18$ estratos, como apresentado na Tabela 4-3. Para comparar duas intervenções, A e B, com quatro participantes por bloco, são necessários $18 \times 4 = 72$ participantes.

Tabela 4-3 Randomização estratificada para ensaio com três fatores para estratificação e quatro participantes por estrato.

Nº do estrato	Fatores para estratificação			Randomização (exemplo)
	Faixa de idade	Sexo	Hábito de fumar	
1	De 40 a 49 anos	M	Fumante	ABBA
2	De 40 a 49 anos	M	Ex-fumante	BBAA
3	De 40 a 49 anos	M	Nunca fumou	BABA
4	De 40 a 49 anos	F	Fumante	BAAB
5	De 40 a 49 anos	F	Ex-fumante	AABB
6	De 40 a 49 anos	F	Nunca fumou	BBAA
7	De 50 a 59 anos	M	Fumante	ABBA
8	De 50 a 59 anos	M	Ex-fumante	ABAB
9	De 50 a 59 anos	M	Nunca fumou	BABA
10	De 50 a 59 anos	F	Fumante	BAAB
11	De 50 a 59 anos	F	Ex-fumante	AABB
12	De 50 a 59 anos	F	Nunca fumou	BBAA
13	De 60 a 69 anos	M	Fumante	BABA
14	De 60 a 69 anos	M	Ex-fumante	ABAB
15	De 60 a 69 anos	M	Nunca fumou	BABA
16	De 60 a 69 anos	F	Fumante	BAAB
17	De 60 a 69 anos	F	Ex-fumante	ABBA
18	De 60 a 69 anos	F	Nunca fumou	ABBA

Capítulo 4. Delineamento de Ensaios Clínicos

A ideia não é tão complicada como pode parecer à primeira vista, mas pode gerar dificuldades: os participantes são recrutados na triagem e, evidentemente, não estão organizados em estratos. Por exemplo, em um mesmo dia podem ser recrutados na triagem oito homens fumantes na faixa de idade de 40 a 49 anos, todos elegíveis, mas durante toda a semana não se apresentar para o ensaio nenhuma mulher fumante na faixa de idade de 60 a 69 anos.

Na randomização estratificada, um número específico de pessoas deve ser recrutado para cada estrato, mas o recrutamento de pessoas elegíveis não ocorre na mesma velocidade. Logo, alguns estratos ficam completos antes de outros. Quando um estrato estiver completo, é preciso parar o recrutamento de pessoas desse estrato, mas continuar recrutando pessoas para os estratos que ainda estão incompletos.

A Figura 4-4 mostra um grupo de pessoas que poderiam ser recrutadas em determinado dia. Se o pesquisador pretende organizar estratos com cinco pessoas de mesma cor e mesmo sexo, deve dispensar um homem branco, três homens pretos, não recrutar mais mulheres brancas e recrutar mais uma mulher preta.

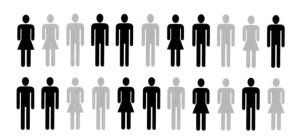

Figura 4-4 Pessoas elegíveis para o ensaio que terá randomização estratificada.

Os estratos devem ser diferentes entre si. Não tem sentido organizar estratos se não houver diferença entre eles. No entanto, o delineamento será mais eficiente e a análise estatística ficará mais fácil se todos os estratos forem formados pelo mesmo número de

METODOLOGIA CIENTÍFICA PARA A ÁREA DE SAÚDE

participantes. Ainda, esse número deverá ser igual ou múltiplo do número de intervenções em comparação.

A estratificação com base em múltiplas covariáveis (idade, sexo, gênero, gravidade da doença de base, hábitos pessoais, comorbidades etc.) leva a um número excessivo de estratos e, consequentemente, menor número de participantes em cada estrato. Nesses casos, é preciso escolher as covariáveis mais importantes e categorizar cada covariável em apenas duas categorias: idade (adulto, idoso) gênero (homem, mulher) estágio da doença (moderada, grave), comorbidades (sim, não) etc.

A grande vantagem dos ensaios clínicos com randomização estratificada é garantir maior similaridade dos braços em comparação. Por exemplo, em um teste de drogas terapêuticas para tratar a depressão, os pacientes devem ser estratificados pela gravidade da doença.

Nos testes de drogas para doenças autoimunes, como lúpus e esclerose múltipla, os pacientes devem ser estratificados pelo tempo de diagnóstico, uma vez que é razoável pressupor que a resposta ao tratamento depende, em parte, do tempo que a pessoa tem a doença. No caso de doenças progressivas, como o câncer, os estratos podem ser organizados por faixa de idade, estágio da doença e prognóstico.

Uma vez decidido estratificar, o pesquisador precisa organizar os estratos cuidadosamente e lembrar que eles *devem ser levados em consideração na análise estatística*. A estratificação é necessária para *ensaios pequenos* em que o desfecho pode ser afetado por diferentes fatores de confusão que têm efeito no prognóstico. Também é importante em grandes ensaios que terão análises provisórias com pequeno número de participantes. No entanto, a estratificação não é importante no caso de grandes ensaios sem análises provisórias, porque os fatores de confusão, que afetam o desfecho, provavelmente terão boa distribuição entre todos os estratos.

Finalmente, é fácil confundir *randomização blocada* com *randomização estratificada*. As definições mudam na literatura, de autor para autor. As definições dadas neste livro – lembrando que neste

Capítulo 4. Delineamento de Ensaios Clínicos

capítulo já foi definida *randomização simples* – são as apresentadas por Friedman, Furberg e DeMets,[3] como segue:

> *Randomização simples* – os participantes da pesquisa são designados aos diferentes braços do ensaio por processo totalmente aleatório. Este é, essencialmente, o ensaio clínico randomizado.
>
> *Randomização blocada* – os conjuntos de participantes que constituem um bloco são formados na ordem em que esses participantes se apresentam.
>
> *Randomização estratificada* – os conjuntos de participantes que constituem um estrato são formados de acordo com os fatores de variação (demográficos, de risco, de prognóstico) identificados pelo pesquisador na amostra.

O que é delineamento cruzado?

> *Delineamento cruzado (crossover clinical designs)* – delineamento em que cada um dos vários participantes de um ensaio clínico recebe dois ou mais tratamentos em períodos diferentes.

Imagine um ensaio para avaliar o efeito de uma nova droga na indução do sono. Pode ser feito um ensaio em que cada voluntário recebe tanto a droga T em teste como uma droga R de referência, em ocasiões diferentes. Este é um *delineamento cruzado* ou, como é comum dizer, um *crossover* 2 × 2 (lê-se *crossover* dois por dois). Há dois grupos de participantes: um recebe o medicamento em teste (T) no primeiro período, seguido do medicamento de referência (R) no segundo período; o outro grupo recebe o medicamento de referência (R) no primeiro período, seguido do medicamento em teste (T) no segundo período. A ordem em que cada participante recebe as intervenções é randomizada, mas aproximadamente metade dos participantes deve receber as drogas na sequência TR e a outra metade na sequência RT.

É necessário um período de eliminação (*washout*) entre os dois períodos. Os períodos de dosagem devem ser separados por um tempo suficiente para que a droga recebida no primeiro período seja completamente metabolizada e/ou eliminada do corpo quando inicializar o segundo período de dosagem. Isso porque é razoável esperar *efeito residual* (*carry over effect*) das drogas em comparação. Veja a Figura 4-5.

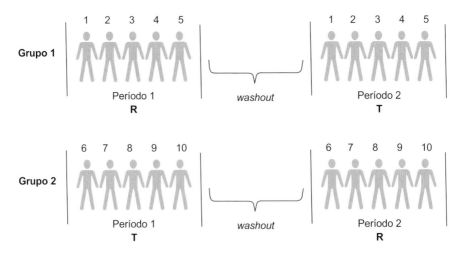

Figura 4-5 *Crossover* 2 × 2.

A condição dos voluntários precisa ser estável – não pode variar entre os períodos –, e o efeito das drogas em estudo não pode ser irreversível. Então, o *crossover* é recomendado para estudar o efeito de intervenções de ação temporária ou de intervenções de ação paliativa quando a doença é crônica, estável e incurável. E é preciso considerar a questão de ética: dependendo da condição do participante e da necessidade que ele tem de ser medicado, um período de *washout* muito longo pode não ser ético.

A grande vantagem dos delineamentos cruzados é o tamanho da amostra, que pode ser menor, uma vez que cada indivíduo serve de *controle para si mesmo* (o mesmo participante testa duas ou mais intervenções em períodos distintos). A comparação é feita "dentro de indivíduos" (*within subjects*) em vez de "entre indivíduos" (*between-subjects*). Porém, o acompanhamento do paciente é mais demorado. Logo, existe o risco de um número significativo de pacientes desistir e, com isso, comprometer o poder do teste estatístico.

O delineamento cruzado pode ser usado em outras áreas. Em Psicologia, são feitos ensaios em que cada participante é designado tanto para a intervenção experimental como para um controle, em períodos diferentes. Isso pode ser feito, por exemplo, para comparar um novo teste de inteligência com um "padrão-ouro" – cada voluntário é submetido aos dois testes, mas em ocasiões distintas. Metade dos participantes faria os testes em determinada ordem – por exemplo, o novo e depois o padrão-ouro – e a outra metade em ordem inversa.

Os exemplos dados são de *delineamento cruzado de dois períodos* ou *crossover 2 × 2*, mas existem vários outros tipos de *crossover*. São também utilizados os delineamentos de reversão simples e de dupla reversão (*switchback*). Nesses ensaios, cada participante é submetido a três períodos de teste (reversão simples) ou a quatro períodos (dupla reversão), para testar dois tratamentos, T e R.

Nos ensaios de reversão simples, um grupo de participantes recebe, em períodos consecutivos, os tratamentos T, R, T. Outro grupo de participantes recebe, em períodos consecutivos, R, T, R. Os dois grupos de participantes devem ter o mesmo tamanho e ser similares em relação às variáveis demográficas e ao estado de saúde.

Nos ensaios de dupla reversão, um grupo de participantes recebe, em períodos consecutivos, os tratamentos T, R, T, R. Outro grupo de participantes recebe, em períodos consecutivos, R, T, R, T. Precisam ser tomados os mesmos cuidados discutidos para os ensaios em *crossover*.

O que é delineamento por órgãos emparelhados?

Ensaio clínico controlado e randomizado por metades do corpo ou por órgãos emparelhados (split body trial) – nele, a intervenção experimental é administrada a uma metade do corpo e a intervenção comparadora é atribuída à outra metade do corpo.

METODOLOGIA CIENTÍFICA PARA A ÁREA DE SAÚDE

Um *ensaio clínico controlado e randomizado por metades do corpo ou por órgãos emparelhados* (*split body trial*) pode parecer um *crossover*, mas é diferente. A intervenção experimental é administrada a uma metade do corpo e a intervenção comparadora é atribuída à outra metade. Esse delineamento só pode ser usado quando as intervenções atuarem localmente. Por essa razão, é usado com mais frequência em Dermatologia, em Oftalmologia, em Odontologia.

Em um *ensaio clínico controlado e randomizado por metades do corpo,* a randomização é usada para selecionar o lado do corpo que deve receber a intervenção em teste. A vantagem desse delineamento é eliminar fatores de confusão entre grupos, já que as características dos dois grupos são as mesmas. As desvantagens são o fato de a intervenção administrada a uma metade do corpo poder, eventualmente, influenciar o que acontece na outra metade e a dificuldade em cegar o pesquisador.

A alocação entre órgãos emparelhados (os dois olhos de uma mesma pessoa), pele dividida (os dois braços de uma mesma pessoa), boca dividida[4] (*split mouth trial*) pode obscurecer os eventos adversos sistêmicos. O teste estatístico deve, evidentemente, acompanhar o delineamento.

O que são ensaios não randômicos "antes e depois"?

Também são feitos *ensaios não randômicos* (*non-randomized clinical trials*), que podem parecer, à primeira vista, com ensaios em *crossover* – mas não são. Estamos nos referindo aos ensaios em que a medida feita antes da intervenção atua como controle para a medida feita depois da intervenção. São os *ensaios clínicos "antes e depois"* (*before and after*).

É preciso ter muita atenção para tirar conclusões desse tipo de ensaio. Outros fatores, além da intervenção, podem atuar sobre os participantes no período que decorre entre as duas tomadas de medida. Por exemplo, se o participante é criança, cresce; se é adulto, envelhece. A maneira de medir pode se modificar, porque mudou o

Capítulo 4. Delineamento de Ensaios Clínicos

aparelho ou o operador. O simples fato de se sentir avaliado pode ter efeito na ansiedade do participante, que provavelmente será maior na primeira avaliação.

Para que o ensaio tenha validade, é preciso garantir que nenhum outro fator, além da intervenção em teste, tenha agido sobre o participante de pesquisa. Para isso, seria necessário que o pesquisador obtivesse medidas antes e depois da intervenção no braço experimental, e antes e depois de uma simulação de intervenção no braço comparador simulado, como mostra a Figura 4-6.

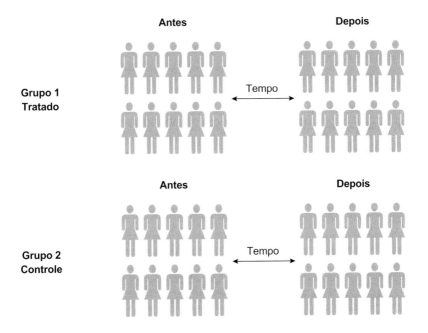

Figura 4-6 Ensaio antes e depois, com dois grupos.

O que é delineamento fatorial?

Delineamento fatorial (factorial design) – ensaio de intervenção em que grupos de participantes recebem uma combinação de tratamentos, cada tratamento em dois ou mais níveis.

No fatorial mais simples, que é o 2 × 2, há dois tratamentos em teste (p. ex., fármaco A e fármaco B), cada um em dois níveis (p. ex., zero e 1). Então são 2 x 2 = 4 tratamentos: controle (zero de A e zero de B), A (zero de B), B (zero de A) e AB:

- Sem drogas, isto é, A_0 e B_0
- Só droga A, isto é, A_1 e B_0
- Só droga B, isto é, A_0 e B_1
- Drogas A e B, isto é, A_1 e B_1.

É comum indicar tratamentos em esquema fatorial apenas por números: zero indica ausência do tratamento, e 1 indica presença do tratamento. Os tratamentos são indicados em determinada ordem. No exemplo citado, A fica em primeiro lugar, B em segundo. Então:

- Sem drogas: 00
- Só droga A: 10
- Só droga B: 01
- Drogas A e B: 11.

Em um ensaio pré-clínico, com 16 ratos de laboratório, um ensaio em esquema fatorial 2 × 2 poderia ter a distribuição mostrada na Figura 4-7.

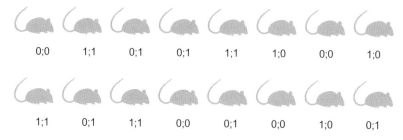

Figura 4-7 Ensaio pré-clínico em esquema fatorial 2 × 2: designação dos tratamentos.

Um delineamento fatorial com 60 participantes pode ser organizado como está mostrado na Tabela 4-4. O pesquisador avalia

Capítulo 4. Delineamento de Ensaios Clínicos

intervenções e combinações de intervenções contra o controle; esse é o fatorial mais simples.

Tabela 4-4 Resultado da distribuição aleatória de duas intervenções com placebos duplos para 60 participantes.

Participante	Braço
1	A + B
2	A + placebo (B)
3	B + placebo (A)
4	A + placebo (B)
5	Placebo (A) + placebo (B)
6	Placebo (A) + placebo (B)
7	A + B
8	A + placebo (B)
9	Placebo (A) + placebo (B)
10	A + B
11	A + B
12	B + placebo (A)
13	A + placebo (B)
14	A + B
15	B + placebo (A)
16	Placebo (A) + placebo (B)
17	Placebo (A) + placebo (B)
18	B + placebo (A)
19	B + placebo (A)
20	A + placebo (B)
21	A + placebo (B)
22	Placebo (A) + placebo (B)
23	Placebo (A) + placebo (B)
24	B + placebo (A)
25	A + placebo (B)
26	A + B
27	A + placebo (B)
28	Placebo (A) + placebo (B)
29	Placebo (A) + placebo (B)

(continua)

METODOLOGIA CIENTÍFICA PARA A ÁREA DE SAÚDE

Tabela 4-4 Resultado da distribuição aleatória de duas intervenções com placebos duplos para 60 participantes. *(continuação)*

Participante	Braço
30	A + placebo (B)
31	A + B
32	B + placebo (A)
33	A + B
34	A + placebo (B)
35	Placebo (A) + placebo (B)
36	Placebo (A) + placebo (B)
37	A + placebo (B)
38	A + B
39	A + B
40	B + placebo (A)
41	A + placebo (B)
42	Placebo (A) + placebo (B)
43	A + placebo (B)
44	A + B
45	B + placebo (A)
46	A + B
47	Placebo (A) + placebo (B)
48	A + B
49	B + placebo (A)
50	A + placebo (B)
51	B + placebo (A)
52	A + placebo (B)
53	Placebo (A) + placebo (B)
54	B + placebo (A)
55	A + B
56	B + placebo (A)
57	A + placebo (B)
58	B + placebo (A)
59	A + B
60	Placebo (A) + placebo (B)

Os ensaios fatoriais têm vantagens e desvantagens. A grande preocupação é a possibilidade de interação. No caso de os tratamentos serem drogas, interação significa que a ação de uma das drogas depende da presença ou ausência da outra droga e vice-versa (sinergismo ou antagonismo). Há preocupação com a possibilidade de interações não conhecidas entre tratamentos.[5]

Se for possível assumir, com segurança, que *não há interação entre os tratamentos em teste*, um ensaio fatorial 2 × 2 é vantajoso porque vale por praticamente dois ensaios, com número menor de participantes. Por que vale por dois? Porque são obtidos, em um mesmo ensaio, tanto o efeito de A como o efeito de B:

- Efeito de A: (grupo AB + grupo A) contra (grupo B + controle)
- Efeito de B: (grupo AB + grupo B) contra (grupo A + controle).

Se houver *interação entre os tratamentos*, o ensaio fatorial mostra a interação, mas a interpretação exige cuidados, com análise estatística adequada e apresentação dos dados obtidos em cada grupo. Por essa razão, os pesquisadores estão restringindo o uso do delineamento fatorial para aquelas situações em que dois (ou mais) tratamentos não têm o potencial para interação substantiva.[5]

Exemplo 4-3

Como são incertos os efeitos do controle intensivo da glicose sobre eventos vasculares nos pacientes com diabetes tipo 2, foi conduzido[6] um ensaio multicêntrico em 20 países da Ásia, Austrália, Europa e América do Norte, envolvendo 11.140 pacientes com mais de 55 anos de idade nessa condição. O controle intensivo da glicose significou uso de glicazida e outras drogas necessárias para reduzir a glicose glicada a 6,5% ou menos. No período de 6 semanas de *run-in*, participantes potencialmente elegíveis continuaram com seus cuidados usuais para o controle da glicose (o *standard*) e receberam uma combinação de perindopril e indapamida.

(continua)

METODOLOGIA CIENTÍFICA PARA A ÁREA DE SAÚDE

Exemplo 4-3 (continuação)

Aqueles que toleraram bem as duas drogas e se revelaram cumpridores do tratamento foram divididos ao acaso em quatro grupos de acordo com um esquema fatorial:

- Grupo 1: controle *standard* da glicose + uma combinação de perindopril e indapamida
- Grupo 2: controle *standard* da glicose + uma combinação de indapamida e placebo para perindopril
- Grupo 3: controle intensivo da glicose + uma combinação de perindopril e placebo para indapamida
- Grupo 4: controle intensivo da glicose + uma combinação de placebo para indapamida e placebo para perindopril.

Neste ensaio, estão em esquema fatorial as drogas perindopril e indapamida. Então:

- Grupo 1: 11
- Grupo 2: 01
- Grupo 3: 10
- Grupo 4: 00.

As dificuldades para fazer um ensaio fatorial são sérias. Há tratamentos que interagem entre si, os protocolos são complexos e a análise estatística é mais difícil. E é preciso lembrar, também, a questão de ética: até que ponto é justo submeter pessoas com a mesma doença simultaneamente a duas drogas ou, então, a nenhuma?

Quando é considerado antiético usar apenas placebo, são usados esquemas fatoriais incompletos – é eliminado o braço comparador com placebo.

O que são ensaios multicêntricos?

Projetos multicêntricos – projeto de pesquisa a ser conduzida de acordo com protocolo único em vários centros de pesquisa e, portanto, a ser realizada por pesquisador responsável em cada centro, que seguirá os mesmos procedimentos. (Resolução CNS nº 346/2005, item I)

Capítulo 4. Delineamento de Ensaios Clínicos

Ensaio multicêntrico – ensaio clínico conduzido que siga um único protocolo, mas conduzido em mais de um lugar e, consequentemente, por mais de um pesquisador.
Pesquisador coordenador – pesquisador em um estudo multicêntrico a quem foi atribuída responsabilidade por coordenar os pesquisadores nos diferentes centros participantes.[7] (OPAS, *Boas Práticas Clínicas*)

Ensaios multicêntricos[8] são grupos de ensaios conduzidos simultaneamente em vários centros independentes de pesquisa, em um esforço de colaboração. Todos os ensaios seguem o mesmo protocolo, isto é, adotam os mesmos procedimentos para registro, tratamento, monitoramento dos participantes e controle de qualidade dos dados. Um pesquisador coordenador, em um dos centros, é responsável pela coordenação e administração dos ensaios.

O centro coordenador ou coordenadoria central precisa ter bom orçamento e precisa recrutar pesquisadores capazes e colaborativos de outros centros, que concordem em seguir um mesmo protocolo clínico e um mesmo programa de trabalho. Veja a Figura 4-8.

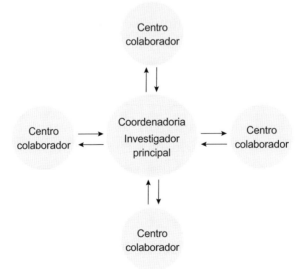

Figura 4-8 Ensaio multicêntrico: um centro coordenador, quatro centros colaboradores.

METODOLOGIA CIENTÍFICA PARA A ÁREA DE SAÚDE

Coordenar ensaios multicêntricos é tarefa complexa, principalmente no caso de ensaios multinacionais.

> São consideradas pesquisas coordenadas do exterior ou com participação estrangeira, as que envolvem, na sua promoção e/ou execução: a) a colaboração de pessoas físicas ou jurídicas estrangeiras, sejam públicas ou privadas; b) o envio e/ou recebimento de materiais biológicos oriundos do ser humano; c) o envio e/ou recebimento de dados e informações coletadas para agregação nos resultados da pesquisa; d) os estudos multicêntricos internacionais. (Resolução CNS nº 292/99, item I)

> A Resolução CNS nº 292/99 define a área temática específica de pesquisas com cooperação estrangeira. Segundo o item VIII dessa Resolução, projetos abrangidos pela área, conforme definições, devem ter aprovação da CONEP, além daquela do CEP. (Regulamentação da Resolução CNS nº 292/99)

A pesquisa clínica no Brasil tem crescido bastante. No entanto, para realizar ensaios clínicos com medicamentos, é preciso obter, particularmente quando se quer estudar produtos fabricados no exterior, a aprovação do protocolo de pesquisa por dois órgãos governamentais – a CONEP, ligada ao CNS, e a ANVISA. Essa necessidade de dois fóruns de aprovação às vezes confunde pesquisadores e patrocinadores,[9] mas esforços têm sido feitos para melhorar a logística dos trabalhos.

De qualquer modo, as vantagens dos ensaios multicêntricos são óbvias. O número de participantes é maior, a distribuição desses participantes por diferentes pontos geográficos do país ou do mundo é grande e a possibilidade de comparar os resultados obtidos em diferentes centros é real.

Por que são necessários delineamentos complexos?

A randomização é uma das maiores contribuições dos estatísticos à ciência experimental; no entanto, ela exige do pesquisador

Capítulo 4. Delineamento de Ensaios Clínicos

conhecimento de metodologia, para poder programar como os números aleatórios serão designados a cada participante da pesquisa ou a cada braço do ensaio. Os números aleatórios são obtidos em computador.

As vantagens dos ensaios clínicos randomizados são bem conhecidas. Eles garantem a cada participante da pesquisa a mesma chance de receber qualquer um dos tratamentos em teste. Além disso, grandes grupos formados por processo aleatório têm grande probabilidade de ficarem "balanceados", isto é, de os participantes com características diferentes ficarem igualmente distribuídos pelos diversos braços do ensaio. Em outras palavras, é bastante provável que grandes grupos formados por processo aleatório sejam similares em relação aos muitos fatores de confusão que afetam os resultados. Ainda, a randomização é pressuposição básica para a aplicação de testes estatísticos.

Proceder à randomização blocada ou à randomização estratificada ajuda a garantir a distribuição similar dos participantes com características diferentes – quando são conhecidas – pelos diversos braços do ensaio. É importante insistir nesse ponto, porque as doenças, assim como todos os processos humanos, são variadas e complexas; entendê-las é altamente complicado. Fatores como idade, nível socioeconômico e sexo afetam as doenças, mas existem outros fatores (p. ex., estágio da doença, tratamentos anteriores, doenças concomitantes, estado geral do doente) que afetam a variável resposta.

Ensaios multicêntricos são mais caros e mais difíceis de planejar que ensaios em um só centro e conferem menos prestígio aos pesquisadores, que precisam compartilhar as láureas do trabalho com muitos outros. No entanto, eles continuam sendo feitos. Muitas vezes, um só centro não pode recrutar o número adequado de participantes em um período razoável. Então, os ensaios multicêntricos diminuem o tempo de recrutamento de pacientes e têm, ainda, a vantagem de lidar com uma amostra muito mais variada e, portanto, mais representativa da população. Também promovem um ambiente de maior colaboração entre pesquisadores de diferentes partes do mundo em torno de um problema comum. E as empresas farmacêuticas têm o interesse de incentivar novos pesquisadores e assim conquistar novos mercados.

A Covid-19, uma tragédia do século XXI, catalisou todos esses argumentos e colocou a necessidade de desenvolvimento de vacinas para todo o mundo como grande prioridade. No passado, as vacinas eram desenvolvidas por meio de uma série de etapas, que podiam levar anos. No entanto, investimentos financeiros e colaborações científicas em ensaios multinacionais sem precedentes mudaram a forma como as vacinas são desenvolvidas. Os ensaios clínicos, feitos por diferentes empresas, são conduzidos com dezenas de milhares de voluntários em vários países. Colaborando e inovando, com bons investimentos, cientistas de todo o mundo chegaram mais rapidamente a resultados.[10]

Resumo

Delineamento do ensaio (*trial design*) ou modelo de intervenção (*intervention model*) é a descrição do procedimento adotado para designar as intervenções em estudo aos diversos participantes de um mesmo ensaio clínico.

Ensaio clínico randomizado (*randomized clinical trial*) é o modelo de intervenção em que os participantes da pesquisa são designados aos diferentes braços do ensaio por processo totalmente aleatório.

Randomização blocada (*blocked randomization*) é um tipo de delineamento em que os participantes da pesquisa são organizados em blocos na ordem em que se apresentam. O número de participantes por bloco é, na maioria das vezes, igual ou múltiplo do número de braços do ensaio. Nos blocos, os participantes são designados aos diferentes braços do ensaio ao acaso, mas o número de participantes em cada braço é o mesmo em todos os blocos.

Capítulo 4. Delineamento de Ensaios Clínicos

Randomização estratificada (*stratified randomization*) é o delineamento em que – para fazer um ensaio – os participantes da pesquisa são primeiro organizados em estratos, de acordo com fatores de prognóstico (idade, sexo, etnia, estágio da doença, nível socioeconômico) e depois, dentro de cada estrato, são designados aos diferentes braços do ensaio por processo aleatório.

Delineamento cruzado (*crossover clinical designs*) é o delineamento em que cada um dos vários participantes de um ensaio clínico recebe dois ou mais tratamentos em períodos diferentes.

Ensaio clínico controlado e randomizado por metades do corpo ou por órgãos emparelhados (*split body trial*) é aquele em que a intervenção experimental é administrada a uma metade do corpo e a intervenção comparadora é atribuída à outra metade do corpo.

Delineamento fatorial (*factorial design*) é um ensaio de intervenção em que grupos de participantes recebem uma combinação de tratamentos, em dois ou mais níveis.

Ensaio multicêntrico é um ensaio clínico conduzido que siga um único protocolo, mas conduzido em mais de um lugar e, consequentemente, por mais de um pesquisador.

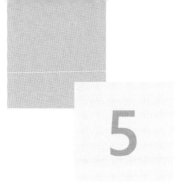

Ensaios Randomizados: Trabalhando os Dados

O ensaio controlado e randomizado é o padrão-ouro para a avaliação de agentes profiláticos, agentes terapêuticos, procedimentos cirúrgicos, agentes diagnósticos e procedimentos em serviços de saúde.[1] Só vários ensaios reunidos em uma metanálise permitem melhor avaliação do que um único ensaio controlado e randomizado. Mas o ensaio que busca resposta adequada para uma questão importante exige o melhor delineamento possível. Ensaios mal planejados – além de perda de tempo e desperdício de dinheiro – podem levar a resultados errados ou perfeitamente dispensáveis.

Nem sempre é possível conduzir um ensaio controlado e randomizado, seja porque o projeto se revela de alto custo, seja porque os pacientes relutam em participar da pesquisa, seja por questões de ética. Quando o ensaio se mostra possível, para que tenha impacto científico – o que toda revista se esforça para conseguir –, é fundamental a qualidade da pesquisa. E não há dúvida de que, nas últimas décadas, a qualidade científica dos ensaios controlados e randomizados melhorou muito. Randomização, cálculo do tamanho da amostra e cegamento são, na maioria das vezes, levados em conta. No entanto – como sempre acontece na ciência –, os pesquisadores estão sempre aprendendo.

METODOLOGIA CIENTÍFICA PARA A ÁREA DE SAÚDE

O que são análise primária e análise secundária?

Análise primária (primary analysis) – análise conduzida com os dados de um ensaio logo que eles são obtidos, para determinar o efeito das intervenções. É o que, em geral, se considera a análise estatística do trabalho.

Análise secundária (secondary analysis) – reanálise dos dados para responder às questões originais com técnicas estatísticas melhores ou para responder a novas questões com os mesmos dados.

As análises primárias nem sempre exaurem toda a informação contida em um conjunto de dados. Ainda, grande quantidade de dados gerados por meio de pesquisas pode não estar publicada. Por essa razão, organizações governamentais têm proposto o compartilhamento de dados de ensaios clínicos com investigadores que não pertencem à equipe original. As análises secundárias são proveitosas, porque mostram novas maneiras de "ver" as informações.

Quando existem dúvidas sobre a fonte de dados ou sobre a qualidade das análises estatísticas apresentadas em uma pesquisa, revistas de grande porte pedem uma segunda ou até uma terceira opinião, ou seja, análises secundárias, mesmo depois de os artigos terem sido publicados. Foi o que aconteceu com o artigo "Hydroxychloroquine or chloroquine with or without a macrolide for treatment of Covid-19: a multinational registry analysis," publicado no *The Lancet*, que foi retratado.[2] Autores consideraram, depois de se defrontarem com outra análise, que "não mais podiam garantir a veracidade das fontes de dados primários".

O que é análise interina?

Análise interina ou *análise provisória (interim analysis)* – análise feita com os dados obtidos em ocasiões estabelecidas no protocolo, sempre antes do término do ensaio, para estudar a eficácia da intervenção e recomendar, se for o caso, as modificações necessárias.

Capítulo 5. Ensaios Randomizados: Trabalhando os Dados

> *Relatório provisório de estudo clínico ("análise provisória")* – relatório sobre os resultados provisórios e sua avaliação com base em análises conduzidas durante o curso de um estudo.[3] (OPAS, *Boas Práticas Clínicas*)

Por que é feita a análise interina ou análise provisória? Durante um ensaio,[4] acumulam-se dados que dão informação sobre a eficácia relativa das intervenções. Em geral, tais dados *não são analisados* antes de o tamanho proposto para a amostra ter sido alcançado. Todavia, um ensaio deve terminar quando houver evidência, comprovada por critério estatístico, de que uma intervenção chegou a resultado muito melhor ou muito pior do que o braço comparador, o que significa que um grupo de pacientes está sendo prejudicado, por não estar recebendo, ou por estar recebendo, a intervenção em teste.

> *Análise interina* – nos casos em que houver uma análise interina prevista para ocorrer durante o estudo, devem ser apresentadas descrição e justificativa para tal. (ANVISA, 2011)[5]

A análise interina permite verificar se é razoável terminar o ensaio mais cedo. Contudo, o tipo e o número de análises interinas que serão feitas no decorrer do ensaio precisam estar descritos no protocolo de pesquisa. A análise estatística feita com dados parciais tem, obrigatoriamente, foco na eficácia da intervenção (e não segurança) e precisa ter poder adequado para não aumentar o risco de cometer erro tipo I. Ainda, as análises interinas devem ser feitas, de preferência, por um comitê independente, e os resultados dessas análises devem ser apresentados nos relatórios parciais.

> *Relatório parcial* – relatório apresentado durante a pesquisa, demonstrando fatos relevantes e resultados parciais de seu desenvolvimento. (Resolução CNS nº 466/2012, item II.20)

METODOLOGIA CIENTÍFICA PARA A ÁREA DE SAÚDE

> *Relatório final* – relatório apresentado após o encerramento da pesquisa, totalizando seus resultados. (Resolução CNS nº 466/2012, item II.19)

Do ponto de vista da ética, um ensaio com tamanho fixo da amostra e análise de dados apenas no final tem a desvantagem de, eventualmente, incluir pacientes para um tratamento que já se mostrou ineficaz. Logo, a análise interina é particularmente importante nos casos de ensaios que recrutam participantes por um período longo.

> O pesquisador responsável, ao perceber qualquer risco ou dano significativos ao participante da pesquisa, previstos, ou não, no Termo de Consentimento Livre e Esclarecido, deve comunicar o fato, imediatamente, ao Sistema CEP/CONEP, e avaliar, em caráter emergencial, a necessidade de adequar ou suspender o estudo. (Resolução CNS nº 466/2012, item V.3)

> Nas pesquisas na área da saúde, tão logo constatada a superioridade significativa de uma intervenção sobre outra(s) comparativa(s), o pesquisador deverá avaliar a necessidade de adequar ou suspender o estudo em curso, visando oferecer a todos os benefícios do melhor regime. (Resolução CNS nº 466/2012, item V.4)

A análise interina é uma abordagem racional confiável para os ensaios clínicos. Não compromete a validade ou a integridade do ensaio, mesmo incluindo mudanças nos procedimentos logísticos, de monitoramento e recrutamento. E a consequência de uma análise interina não é, necessariamente, a suspensão definitiva do ensaio. Todavia, qualquer mudança no protocolo de pesquisa precisa ser comunicada aos órgãos competentes e bem explicada na apresentação de resultados. É possível solicitar uma modificação no projeto ou a suspensão de recrutamento de pacientes. O sistema CEP/CONEP considera que o pesquisador responsável deverá:

Capítulo 5. Ensaios Randomizados: Trabalhando os Dados

> Proceder à análise contínua dos resultados, à medida que prossegue a pesquisa, com o objetivo de detectar o quanto antes os benefícios de um tratamento sobre outro ou para evitar efeitos adversos em sujeitos de pesquisa.
>
> Apresentar relatórios periódicos dentro de prazos estipulados pelo CEP havendo no mínimo, relatório semestral e relatório final. (Resolução CNS nº 251/1997, item III.2.g; h)

Cabe ao CEP:

> Solicitar ao pesquisador principal os relatórios parciais e final, estabelecendo os prazos (no mínimo um relatório semestral) de acordo com as características da pesquisa. Cópias dos relatórios devem ser enviadas à SVS/MS. (Resolução nº 251/1997, item V.1.c)[6]

As questões de estatística[7] são apenas parte da avaliação de um ensaio controlado randomizado, que envolve gestão, administração de intervenções, avaliação de segurança e eficácia. As comissões de segurança e monitoramento devem recomendar análises interinas ou provisórias dos dados em algum ponto dos ensaios; com base nessas análises, podem suspender ou, até mesmo, encerrar a pesquisa. A inspeção (repetida) dos dados é bem conhecida, embora sua relevância seja muitas vezes contestada.

De qualquer forma, para acelerar a análise de dados referentes às vacinas contra Covid-19 a serem registradas no Brasil, a ANVISA adotou um procedimento diferenciado, chamado submissão contínua. Por meio desse procedimento, os dados deverão ser apresentados à Agência à medida que estão sendo gerados. Dessa maneira, as empresas interessadas no registro de vacinas contra Covid-19 não precisarão coletar todos os dados nem preencher todos os requerimentos regulatórios para, só então, apresentá-los à ANVISA.[8]

O que é delineamento adaptável?

Delineamento adaptável (adaptative design) para ensaio clínico – delineamento que permite ao pesquisador fazer modificações no decorrer do ensaio, usando resultados obtidos e acumulados do próprio ensaio.[9]

Os delineamentos adaptáveis[10] de ensaios clínicos estão sendo progressivamente adotados em diversas áreas de pesquisa médica, mas exigem monitoramento especial, com regulamentação apropriada. As adaptações mais comumente usadas nos ensaios clínicos randomizados, apresentadas na Figura 5-1, são: 1) término precoce do ensaio, com eventual *follow-up* adicional, desde que seja possível concluir, com base em testes estatísticos, superioridade, não inferioridade ou futilidade do tratamento; 2) modificação do procedimento de randomização devido à identificação de fatores de prognósticos antes não percebidos; 3) ajustes nas doses das drogas em experimentação ou inserção de braços com novas drogas em teste, desde que haja comprovação estatística de necessidade; 4) retirada de braços, ou alocação de pacientes em braços com melhor resposta ou modificação do desfecho buscado no ensaio. As adaptações são concebidas com base nos resultados obtidos nas análises interinas do próprio ensaio ou com base na estatística bayesiana.

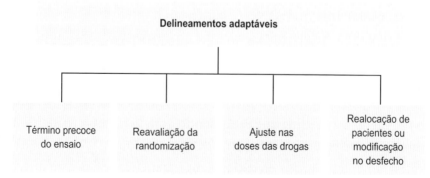

Figura 5-1 Tipos de delineamentos adaptáveis.

Como se relata um ensaio?

O Grupo CONSORT[11] deu excelente contribuição para melhorar relatos de pesquisa de profissionais como médicos, dentistas, fisioterapeutas, enfermeiros, nutricionistas e, com isso, conferir mais qualidade à informação usada na tomada de decisão em saúde. A principal colaboração do Grupo, que tem o apoio de várias revistas médicas importantes, é um conjunto de recomendações – os Enunciados CONSORT – que esclarecem dúvidas sobre como relatar ensaios clínicos controlados e randomizados (*randomized controlled trials* – RCT). A proposta do grupo facilita a exposição do que foi feito e ajuda na discussão e na interpretação dos resultados.

Os Enunciados CONSORT são constituídos por uma folha de verificação (*checklist*) com 25 itens e um fluxograma (*flow-chart*).[12] A folha de verificação, constante nos Apêndices, orienta como relatar o ensaio, e o fluxograma apresentado na Figura 5-2 mostra o caminho dos participantes ao longo da pesquisa. Vamos primeiro descrever os 25 itens da folha de verificação.

1. *Título e resumo.*
O ensaio deve ser identificado, já no *Título*, como um ensaio randomizado. O *Resumo* deve conter a identificação do delineamento do ensaio (*trial design*), os métodos, os resultados e as conclusões.
Por exemplo, no título consta a informação de ensaio randomizado:
Boulware, DR; Pullen, MF; Bangdiwala, AS *et al. A randomized trial of hydroxychloroquine as postexposure prophylaxis for Covid-19.*[13]

2. *Introdução*
Deve ser relatado o conhecimento já existente sobre o assunto e explicada a razão do ensaio. Os objetivos devem ser redigidos de maneira propositiva ou descritos na forma de hipóteses a serem colocadas em teste.

Métodos

3. *Delineamento do ensaio*: precisa ser claramente definido (p. ex., em paralelo, em blocos, *crossover*) e deve ser dada a razão de randomização. Devem ser descritas as mudanças eventualmente feitas depois de o ensaio ter sido iniciado (como mudanças nos critérios de elegibilidade) e explicadas as razões que determinaram tais mudanças.

4. *Participantes*: dar os critérios de inclusão e exclusão; indicar onde a pesquisa foi desenvolvida e onde foram coletados os dados.

5. *Intervenções*: as intervenções feitas em todos os grupos devem ser suficientemente detalhadas, de modo que outros pesquisadores possam repetir o ensaio.

6. *Desfechos*: é preciso explicar como serão medidos os desfechos primários e secundários e em que momentos as medições serão feitas. Ainda, é preciso descrever qualquer mudança que possa ser feita na maneira de medir os resultados depois de o ensaio ter se iniciado e dadas as razões de tais mudanças.

7. *Tamanho da amostra*: deve ser estabelecido antes do início do ensaio e explicitado o critério para a escolha desse tamanho de amostra. *Análises interinas*, se necessárias, devem ser descritas e explicadas as condições em que tais análises podem determinar a suspensão ou o término do ensaio.

8. *Randomização*: o procedimento aleatório adotado para alocar os tratamentos sequencialmente precisa ser bem descrito. No caso de ter sido imposto algum tipo de restrição na randomização, como a organização de blocos, por exemplo, deve ser descrito o procedimento e dado o tamanho dos blocos.

9. *Randomização*: os autores devem relatar as medidas adicionais tomadas para ocultar o resultado da alocação aleatória dos tratamentos e o momento em que isso foi feito.

10. *Execução*: todas as pessoas envolvidas no ensaio devem ser identificadas, como, por exemplo, quem gerou a sequência de números aleatórios, quem inscreveu os participantes, quem atribuiu as intervenções aos participantes.

11. *Cegamento*: se o cegamento foi feito depois de as intervenções terem sido designadas, informar quem foi cegado (p. ex., participantes, profissionais que fizeram as medições) e explicar como o cegamento foi feito. Se for relevante, descrever como as intervenções foram tornadas similares na aparência para que houvesse cegamento.

Capítulo 5. Ensaios Randomizados: Trabalhando os Dados

12. *Análise estatística*: identificar os métodos estatísticos usados para comparar grupos, para desfechos tanto primários como secundários. Identificar métodos adicionais de análise, como análise de subgrupos e eventuais ajustes.

Resultados

13. *Fluxo de participantes*: deve ser relatado o número de participantes designado aleatoriamente a cada tratamento, informado se esses participantes receberam o tratamento que lhes foi atribuído e se os desfechos primários foram medidos e analisados. Caso tenham ocorrido perdas e/ou exclusões depois de feita a randomização, elas devem ser citadas, e as razões dessas ocorrências, sempre que possível, precisam ser explicadas.

14. Devem ser relatados *períodos de recrutamento* e de *follow-up* e, caso tenha ocorrido *término ou suspensão* do ensaio, informar a razão.

15. *Linha de base*: dados demográficos e clínicos, coletados na linha de base para cada grupo, devem ser apresentados em uma tabela.

16. Para cada grupo deve ser relatado o número de participantes incluídos em cada análise e se essas análises foram feitas de acordo com a designação original dos tratamentos aos grupos (ou seja, de acordo com a intenção de tratar).

17. *Desfechos e estimação*: devem ser fornecidos, para cada grupo, os resultados dos desfechos primários e secundários e dadas as estimativas tanto do tamanho do efeito das intervenções como da precisão dessas estimativas, medida por um intervalo de confiança. No caso de desfechos binários, recomenda-se apresentar o tamanho do efeito tanto em termos absolutos como relativos.

18. *Análises auxiliares*: relatar os resultados de todas as análises feitas, incluindo análises de subgrupos e eventuais ajustes. Distinguir as análises planejadas antes do início do ensaio de eventuais análises propostas posteriormente.

19. *Danos*: devem ser relatados efeitos adversos importantes e todo efeito não esperado.

Discussão

20. *Limitações*: devem ser discutidas as limitações do ensaio, as fontes potenciais de viés, de imprecisão e, se relevante, as possíveis análises secundárias.

21. *Generalização*: relatar a validade externa e a aplicabilidade dos achados.

22. *Interpretação*: consistente com os resultados; benefícios e danos precisam ser bem balanceados; todas as evidências relevantes devem ser relatadas.

Outras considerações

23. *Registro*: deve ser dado o número de registro oficial do ensaio, com o respectivo título.

24. *Protocolo*: se o protocolo de pesquisa puder ser acessado, informar onde, se disponível.

25. *Financiamento*: devem ser mencionadas as financiadoras e outros patrocínios, como o fornecimento de drogas.

Além do relato escrito do ensaio, deve ser providenciado um fluxograma, que mostre o fluxo de participantes. O exemplo[14] dado pelo próprio Grupo CONSORT está aqui traduzido e apresentado na Figura 5-2. Trata-se de um ensaio que compara dois braços.

Onde ocorrem as falhas mais comuns?

A pesquisa científica teve notório avanço ao longo das últimas décadas porque a compreensão do método científico melhorou. Revistas científicas estão se tornando cada vez mais rigorosas na avaliação de trabalhos de pesquisa. Isso é bom, uma vez que os pesquisadores têm a responsabilidade de conhecer os métodos de pesquisa, conduzir suas pesquisas da melhor maneira possível e publicar os resultados de forma honesta e imparcial. No entanto, erros acontecem. Vamos considerar aqui onde ocorrem as falhas mais referidas na literatura especializada que trata do tema.

Questões do desfecho

No protocolo de um ensaio clínico, não basta mencionar o desfecho, é preciso dar todos os detalhes sobre a medição, porque é o

Capítulo 5. Ensaios Randomizados: Trabalhando os Dados

desfecho que dará ao pesquisador indicação da eficácia da intervenção. É preciso estabelecer quando e quantas vezes serão feitas medições e avaliações, de maneira realista. O desfecho deve ser relevante não apenas para o profissional de saúde, mas também para o paciente. Embora possam ser medidos diversos desfechos em um só ensaio, o desfecho primário deve ser especificado, porque é com base nele que se estabelece o tamanho da amostra.

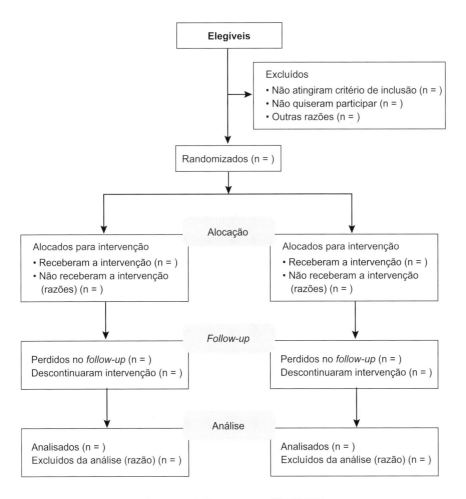

Figura 5-2 Fluxograma CONSORT.

METODOLOGIA CIENTÍFICA PARA A ÁREA DE SAÚDE

O instrumental utilizado em pesquisas clínicas precisa ser identificado, ter as condições adequadas de um bom sistema de medição, estar calibrado. Isso tudo deve ser verificado antes de a pesquisa ser iniciada.[15] Alguns termos, usados em controle de qualidade, precisam ser conhecidos. São eles "exatidão" e "precisão" – e ambos se referem à calibração do instrumento de medida.

Exatidão (*gauge accuracy*), também conhecida como viés (*bias*), é a diferença entre o valor real (VR) de determinado item e a média das medidas ($\bar{x}$) tomadas nesse item, usando o sistema de medição em teste.

Precisão do sistema de medição (*gauge precision*) é diferente de *exatidão* (*accuracy*). Enquanto exatidão mede a "distância" entre a média das medidas e o valor verdadeiro, precisão mede o "espalhamento", ou seja, mede a variabilidade dos erros de medição em torno da média.

No entanto, erros de medida não podem ser atribuídos apenas aos instrumentos de medição (repetibilidade) – também ocorrem devido aos próprios examinadores (reprodutibilidade).[16] Em geral, relatos de pesquisa dizem, em uma única frase: "os examinadores foram calibrados". Não são especificados o método de treinamento, os padrões de desempenho e a frequência de reavaliação pelo método de teste e reteste.[17] Se o projeto de pesquisa for a longo prazo, com duração de meses ou anos, é fundamental que os examinadores sejam calibrados periodicamente.

Validade do delineamento

> Erro de delineamento significa que o procedimento para a seleção dos participantes de pesquisa ou o processo usado para designá-los aos diferentes braços do ensaio não obedecem aos critérios estabelecidos para a condução de ensaios clínicos.

O erro de delineamento ocorre devido à falha na especificação dos critérios de inclusão e exclusão e ao uso de procedimento inadequado para designar participantes aos diferentes braços do estudo.[18]

Capítulo 5. Ensaios Randomizados: Trabalhando os Dados

Independentemente do objetivo da pesquisa, conclusões (generalização) só podem ser estendidas para a população configurada pelos critérios de elegibilidade. No entanto, muitos trabalhos de pesquisa omitem esses critérios. Se não houver a descrição completa dos critérios de elegibilidade, a *validade externa* do ensaio fica comprometida e a conclusão dos testes estatísticos é questionável, porque não se sabe a população para a qual a inferência pode ser feita. A *validade interna* dos ensaios clínicos depende da correta randomização – única maneira de reduzir o efeito de fatores de confusão desconhecidos –, mas depende também do tamanho adequado de amostra e de ter sido feito cegamento, quando possível, além de todos os outros requisitos tratados na seção anterior.

Tamanho da amostra

> *O tamanho da amostra* deve ser calculado antes do início dos trabalhos por critérios estatísticos, sendo estabelecidos *a priori* o nível de significância e o poder de teste, para que as conclusões do estudo possam ser generalizadas para a população de onde a amostra proveio.

É importante calcular, antes do início da pesquisa, o número de participantes necessários para obter poder de teste adequado, com o nível de significância desejado. Existem programas de computador que, com algumas informações dadas pelo pesquisador, fornecem o tamanho da amostra. Essas informações exigem uma estimativa razoável do efeito da intervenção e uma medida da variabilidade dos dados.

No entanto, o tamanho da amostra é, muitas vezes, decidido arbitrariamente, considerando somente o tempo e o dinheiro disponíveis ou, até mesmo, apenas a conveniência do pesquisador. Evidentemente, é preciso levar em conta a restrição de recursos e o tempo que o pesquisador pode despender na coleta de dados. Usar

METODOLOGIA CIENTÍFICA PARA A ÁREA DE SAÚDE

uma amostra muito pequena pode levar a uma pesquisa inconclusiva[19] – ou seja, seria pura perda de tempo e desperdício de dinheiro.

Dados discrepantes, perdidos e censurados

Artigos científicos às vezes fazem menção a dados discrepantes ou anômalos (*outliers*), a dados perdidos ou faltantes (*missing values*), a dados censurados (*censored data*).

Dados discrepantes

A análise dos dados pode revelar valores *discrepantes*, isto é, valores aparentemente incompatíveis com os demais. Alguns pesquisadores consideram que todo valor que se distancie mais de três desvios-padrões da média deve ser descartado. Embora as técnicas estatísticas possam ser usadas para apontar os dados discrepantes, elas *não* podem determinar *o que fazer* com eles. Isso é da competência exclusiva do pesquisador.

Dados só podem ser descartados se ficar comprovado que houve falha no processo de registro ou de coleta. E usando essa mesma lógica – de que falhas no processo de coleta justificam o descarte –, deve ser retirado da análise todo valor que, embora plausível, não esteja de acordo com critérios previamente estabelecidos para a coleta de dados.

Dados faltantes ou perdidos

> *Dados faltantes* ou *dados perdidos* – são observações que deveriam ter sido obtidas, mas isso não aconteceu.

Perdas podem ocorrer por acaso. Por exemplo, uma amostra de sangue pode ter se extraviado no laboratório sem relação direta com o resultado que se espera na pesquisa. No caso de ensaios clínicos, a perda de dados pode estar associada à própria pesquisa. Por

Capítulo 5. Ensaios Randomizados: Trabalhando os Dados

exemplo, se a partir de determinado momento pacientes submetidos a um tipo de intervenção ou ao placebo começam a se retirar, é razoável levantar a hipótese de que tais pacientes não estavam satisfeitos com os resultados que eles alcançaram. Dados perdidos também acontecem porque alguns participantes abandonam o estudo por motivos pessoais, como mudança de endereço ou por ter buscado tratamento em outro lugar. Ensaios muito longos também têm a tendência de ter maior número de pacientes que abandonam o tratamento.

> *Dropouts* – participantes de um ensaio clínico que passaram pelo processo de randomização e se retiraram ou foram retirados dos ensaios. Seus dados são, portanto, dados perdidos ou faltantes.

Cabe lembrar que é necessário conseguir a cooperação do paciente, a fim de não perder dados importantes para a análise do trabalho. Deve haver, portanto, um plano para reter os participantes do estudo. O participante de pesquisa precisa ser informado, com a necessária antecedência, sobre as datas em que deve comparecer ao centro de pesquisa e para quê. Ainda, deve ser perguntado se pode comparecer em todos os horários marcados. O pesquisador não deve fazer o paciente retornar ao centro de pesquisa mais vezes que o necessário, por ser falta de ética e um risco de perder o participante da pesquisa.

Dados de participantes que passaram pelo processo de randomização e se retiraram ou foram retirados dos ensaios trazem viés para a análise, mesmo que o número deles seja similar nos diferentes braços. Quando os pacientes se retiram ou são retirados do ensaio depois da randomização, parece razoável fazer uma *análise por protocolo* e outra seguindo o *princípio de intenção de tratar*.

De qualquer modo, as pesquisas em geral não trazem explicação suficiente sobre *dropouts*, isto é, se participantes se retiraram ou foram retirados da pesquisa e se houve muitos casos de não

METODOLOGIA CIENTÍFICA PARA A ÁREA DE SAÚDE

conformidade com o protocolo de pesquisa. Uma revisão[20] que tratou a questão dos *dropouts* mostrou que, de 249 ensaios controlados e randomizados publicados em 1997, somente cinco (2%) explicitavam que haviam sido analisados os dados de todos os participantes randomizados. Cerca de metade dos ensaios (119 de 249) relatava análise de acordo com a intenção de tratar, mas não fornecia detalhes que apoiassem esse relato.

Nos levantamentos de dados por questionário, os dados faltantes ocorrem tanto porque a pessoa se recusou a responder como por perda da resposta. Se muitas pessoas não respondem a determinada pergunta, é preciso avaliar e discutir o que aconteceu. A pergunta estava redigida de forma clara? As pessoas não queriam – por algum motivo – respondê-la? Qual seria a razão? Achar o motivo da falta de resposta ou, pelo menos, lançar uma hipótese é muito importante. A gravidade da falta de resposta nos questionários depende da extensão em que os que respondem são diferentes dos que não respondem.

Em arquivos, prontuários, fichas clínicas, alguns tipos de dados são registrados apenas como "Sim" e "Não". Existe certa tendência de achar que dado não registrado significa "Não". Porém, quem busca informação sobre a presença de um sintoma em particular não pode entender que ausência de registro signifique ausência do sintoma. São dados faltantes.

Nos estudos de séries históricas de dados, ou seja, de dados arquivados, é comum a ocorrência de dados faltantes. Pode-se ignorar a falta de alguns dados, mas, quando são muitos, eles precisam ser imputados.

> Nos casos em que houver imputação de dados, deve ser apresentada uma justificativa explicando como a análise estatística seria realizada nesses casos. (ANVISA, 2011)[5]

O controle de qualidade de dados exige a análise de *metadados*, que são dados sobre o histórico da coleta, o uso de novos instrumentos, novos profissionais e outras mudanças. Os metadados são importantes para a interpretação dos dados. Uma troca de aparelho, por exemplo, pode introduzir mudança na qualidade dos dados, o que significaria falta de *homogeneidade*. Hoje há várias técnicas para imputação de dados, usando algoritmos.

Dados censurados

Dizemos que o dado é *censurado* quando não sabemos exatamente qual é seu valor,[21] embora saibamos que o valor do dado está além de certo limite. É comum aparecerem dados censurados nas seguintes situações:

- Em ensaios clínicos randomizados a longo prazo, em que o resultado de interesse é o tempo de sobrevivência. É claro que o ensaio tem que terminar em certo momento. O tempo de sobrevivência dos pacientes que continuaram vivos ao término do ensaio é um dado censurado
- Nas medidas obtidas por meio de aparelhos que têm limite mínimo para as medições. Nesse caso, o valor real de algumas unidades pode, eventualmente, estar abaixo do nível mais baixo que o aparelho pode medir. Esses dados são ditos censurados porque se sabe, apenas, que seus valores reais devem estar acima de zero
- Nos ensaios em que a variável em análise é o tempo decorrido entre o início das observações e determinado desfecho. Se esse desfecho não ocorrer no período estabelecido para a execução do ensaio para algumas unidades, os dados dessas unidades são chamados de censurados.

Devem ser usados dados obtidos de forma não ética?

Perguntar, aqui, restringe-se à reutilização de dados já existentes, obtidos de forma não ética. O assunto é controverso. De qualquer

METODOLOGIA CIENTÍFICA PARA A ÁREA DE SAÚDE

modo, é preciso considerar a qualidade dos dados. Existem duas possibilidades: a primeira é a de que os dados, embora obtidos de forma não ética, contêm informação relevante, e a segunda é a de que os dados não trazem informação nova.

Se os dados trazem informação relevante, devem não apenas ser citados, mas também analisados de todas as maneiras possíveis. Não se deve censurar a informação científica que os dados contêm. No entanto, a falta de ética deve ser relatada e condenada no mesmo artigo que apresenta a nova análise dos dados. Por outro lado, se os dados, além de obtidos de forma não ética, não tiverem qualidade do ponto de vista metodológico, somente deveriam ser citados para serem criticados em textos que tratam de ética – mas nunca para serem utilizados em análises ou revisões.

Resumo

Análise primária (*primary analysis*) é a análise conduzida com os dados de um ensaio logo que eles são obtidos, para determinar o efeito das intervenções. É o que, em geral, se considera a análise estatística do trabalho.

Análise secundária (*secondary analysis*) é a reanálise dos dados para responder às questões originais com técnicas estatísticas melhores ou para responder a novas questões com os mesmos dados.

Análise interina ou análise provisória (*interim analysis*) é a análise feita com os dados obtidos em ocasiões estabelecidas no protocolo, sempre antes do término do ensaio, para estudar a eficácia da intervenção e recomendar, se for o caso, as modificações necessárias.

Relatório provisório de estudo clínico (análise provisória) é um relatório sobre os resultados provisórios e sua avaliação com base em análises conduzidas durante o curso de um estudo.

Delineamento adaptável (*adaptative design*) para ensaio clínico é o delineamento que permite ao pesquisador fazer modificações

Capítulo 5. Ensaios Randomizados: Trabalhando os Dados

no decorrer do ensaio, usando resultados obtidos e acumulados do próprio ensaio.

CONSORT é a sigla de CONsolidated Standards Of Reporting Trials, que significa Padrões Consolidados de Relatórios de Ensaios.

Enunciados CONSORT (CONSORT Statements) são constituídos por uma folha de verificação (*checklist*) com 25 itens e um fluxograma. A folha de verificação orienta como relatar o ensaio, e o fluxograma mostra o caminho dos participantes ao longo da pesquisa.

Exatidão (*gauge accuracy*), também conhecida como viés (*bias*), é a diferença entre o valor real (VR) de determinado item e a média das medidas ($\bar{x}$) tomadas nesse item, usando o sistema de medição em teste.

Precisão do sistema de medição (*gauge precision*) é diferente de exatidão (*accuracy*). Enquanto exatidão mede a "distância" entre a média das medidas e o valor verdadeiro, precisão mede o "espalhamento", ou seja, mede a variabilidade dos erros de medição em torno da média.

Erro de delineamento significa que o procedimento para a seleção dos participantes de pesquisa ou o processo usado para designá-los aos diferentes braços do ensaio não obedecem aos critérios estabelecidos para a condução de ensaios clínicos.

O tamanho da amostra deve ser calculado antes do início dos trabalhos por critérios estatísticos, sendo estabelecidos *a priori* o nível de significância e o poder de teste, a fim de que as conclusões do estudo possam ser generalizadas para a população de onde a amostra proveio.

Dados faltantes ou dados perdidos são observações que deveriam ter sido obtidas, mas isso não aconteceu.

Dropouts são participantes de um ensaio clínico que passaram pelo processo de randomização e se retiraram ou foram retirados dos ensaios. Seus dados são, portanto, faltantes.

6

Ensaios Clínicos em Farmacologia e Cirurgia

Os ensaios clínicos são conduzidos para comparar o efeito de intervenções na saúde das pessoas. Para isso, devem contrapor os resultados obtidos no braço experimental com os resultados obtidos em outro tipo de braço: comparador ativo, comparador de placebo, comparador simulado, comparador de nenhuma intervenção. No início dos ensaios, isto é, na linha de base, os participantes da pesquisa devem ser similares ou estar organizados em blocos ou em estratos. Sempre que possível, os ensaios clínicos devem ser randomizados e duplo-cegos. Ainda, é preciso bom monitoramento e análise estatística adequada.

Este capítulo trata de ensaios clínicos na área de farmacologia e também de ensaios na área de cirurgia. É importante ter em mente que o Brasil é um grande mercado, atraente para a indústria farmacêutica mundial. Os ensaios clínicos são essenciais para a chegada de novas alternativas terapêuticas no mercado. Este capítulo aborda, então, com mais cuidado, ensaios clínicos na área de farmacologia. De qualquer modo, independentemente do tipo de ensaio clínico, as pessoas devem ser alertadas para só tomar a decisão de participar de um ensaio depois de entender todo o processo e saber que correm riscos. É sempre possível que ocorram efeitos adversos inesperados, embora em todo ensaio clínico sejam feitos esforços para controlar riscos.

Ensaios clínicos em farmacologia

A ANVISA[1] foi instituída pela Lei nº 9.782, de 26 de janeiro de 1999. É uma autarquia em regime especial, vinculada ao Ministério da Saúde, com sede e foro no Distrito Federal, prazo de duração indeterminado e atuação em todo o território nacional. Faz o controle de medicamentos, cosméticos, alimentos, equipamentos médicos, materiais biológicos e produtos derivados do sangue humano.[2] A ANVISA define ensaio clínico na sua área de competência:

> VIII – ensaio clínico: pesquisa conduzida em seres humanos com o objetivo de descobrir ou confirmar os efeitos clínicos e/ou farmacológicos e/ou qualquer outro efeito farmacodinâmico do medicamento experimental e/ou identificar qualquer reação adversa ao medicamento experimental e/ou estudar a absorção, distribuição, metabolismo e excreção do medicamento experimental para verificar sua segurança e/ou eficácia. (ANVISA, RDC nº 9/2015, Seção III, nº XXII;[3] ANVISA, IN nº 45/2019, Seção III, art. 3º[4])

São controlados pela ANVISA os ensaios clínicos que pretendem responder a perguntas sobre medicamentos, produtos para a saúde, alimentos, cosméticos, vacinas, hormônios, vitaminas naturais ou sintéticas, soros, fermentos e outros. Não se enquadram na área de competência da ANVISA ensaios na área de cirurgia ou que visam mudança de hábitos e comportamentos.

Fases de uma pesquisa clínica em farmacologia

Historicamente, as fases de desenvolvimento das drogas terapêuticas (especialmente as citotóxicas) em seres humanos foram classificadas como Fase I, II, III e IV pelo Food and Drug Administration (FDA).[5] Essas quatro fases são, obrigatoriamente, precedidas por *pesquisas pré-clínicas* in vitro, isto é, em cultura de células e órgãos isolados, e por *pesquisas pré-clínicas* in vivo, ou seja, em animais de laboratório nos quais se estudam metabolismo, eficácia e toxicidade potencial do fármaco. Somente depois que uma droga tenha se mostrado promissora nos ensaios pré-clínicos é que podem ser conduzidos ensaios com seres humanos, nas Fases, I, II, III e IV.

Fase I: teste de segurança

Experimenta-se novo princípio ativo ou nova formulação em seres humanos, pela primeira vez, na chamada Fase I do ensaio clínico. Os participantes dessa fase são um pequeno grupo de 20 a 100 voluntários sadios, que devem ser estritamente monitorados (*follow-up*) por certo período. No entanto, em alguns casos – por exemplo, quando um novo medicamento está sendo testado para tratar uma doença terminal, como o câncer – podem ser recrutados voluntários com a doença.

A ênfase, na Fase I, é *segurança*, mas a farmacocinética e a tolerabilidade também são estudadas. Coletam-se, portanto, dados sobre absorção, distribuição, metabolização e eliminação da droga no corpo humano e se estudam efeitos colaterais.

Às vezes, na Fase I são coletados dados para estimar até que ponto a dosagem de uma droga pode ser aumentada antes de os participantes experimentarem toxicidade intolerável. Para estimar a dose máxima que pode ser tolerada, o pesquisador começa administrando uma dose baixa e, passo a passo, aumenta a dosagem, até que seja alcançado um nível especificado de toxicidade. É um estudo de *doses escalonadas*. Participam desse ensaio poucos voluntários sadios. Geralmente, cada dose (elas são crescentes) é experimentada por três voluntários. Então, para testar cinco doses, são necessários $3 \times 5 = 15$ participantes. Se for observada toxicidade inaceitável, não se continua o ensaio e se toma como dose máxima o valor anteriormente administrado. É importante saber que já existe técnica de estatística bayesiana, mais adequada para o delineamento desses ensaios, ainda não contemplada na legislação brasileira.

METODOLOGIA CIENTÍFICA PARA A ÁREA DE SAÚDE

Os objetivos da Fase I são obter:

- Informações sobre a *segurança da droga*
- Evidências preliminares de que pode oferecer valor terapêutico ou prevenir a doença ou a condição.

Se a droga se revelar segura, pode-se passar à Fase II.

Fase II: teste de efetividade

Se o fármaco tiver sido aprovado na Fase I e o intervalo dentro do qual as doses podem variar tiver sido estabelecido, o passo seguinte é avaliar, a curto prazo, se ele tem efeito terapêutico nos pacientes que sofrem da doença ou condição patológica para a qual foi desenvolvido. Podem, porém, ser exigidos mais alguns critérios de inclusão dos participantes. Assim, o teste de uma nova droga para lúpus pode exigir, por exemplo, que os participantes tenham tido o diagnóstico da doença no máximo nos 6 meses anteriores ao início do ensaio e não tenham tomado qualquer droga modificadora da doença.

Muitos estudos de Fase II são ensaios randomizados, mas em grupos relativamente pequenos de pacientes estritamente observados. Recomendam-se de 100 a 200 participantes. A comparação do efeito terapêutico pode ser feita com um grupo-controle negativo ou usando delineamentos que meçam o estado do paciente, antes e depois do tratamento. É recomendável que o ensaio seja duplo-cego. São avaliados diversos biomarcadores.[6] Na Fase II, também podem ser testadas várias doses do fármaco, desde que dentro do intervalo estabelecido na Fase I. Se isso for feito, o estudo pode ter quatro ou cinco braços. A Fase II tem por objetivo obter:

- Informações adicionais sobre a *segurança da droga*
- Informações sobre a *eficácia* para a prevenção ou o tratamento de uma doença ou condição
- Informações sobre as dosagens adequadas.

Capítulo 6. Ensaios Clínicos em Farmacologia e Cirurgia

Exemplo 6-1

Foi feito um estudo[7] de Fase II para comparar a velocidade de ação de duas drogas, ticagrelor e clopidogrel, indicadas para prevenir a formação de coágulos de sangue que possam causar infarto agudo do miocárdio ou acidente vascular cerebral (AVC). As drogas inibem a agregação de plaquetas (fragmentos de células que compõem o sangue). Essa agregação é parte da sequência de eventos que conduzem à formação de coágulos. Foram constituídos três grupos de voluntários, todos eles tinham doença arterial coronariana estável. Ticagrelor foi administrado para 57 voluntários, clopidogrel para 54, e 12 voluntários receberam placebo. Os pacientes foram acompanhados por um período de 53 dias.

A inibição da agregação das plaquetas (IPA%) foi medida na linha de base, 30 minutos, 1, 2, 4, 8 e 24 horas depois de administrada a droga, para estudar a velocidade de absorção (*onset*). Decorridas 24 horas, os pacientes receberam apenas doses de manutenção durante 42 dias. Para estudar a velocidade de eliminação (*offset*), a administração das drogas foi suspensa. Os valores de IPA% foram obtidos em intervalos de tempo variados, durante 240 horas.

Fase III: teste de eficácia em grandes amostras

Quando a Fase II chega a resultados encorajadores, inicia-se a Fase III. Nessa fase, são feitos ensaios clínicos controlados e randomizados (RCCT), de preferência com duplo cegamento. Os ensaios devem ser multicêntricos ou multinacionais.

A Fase III é, de longe, a fase em que empresas multinacionais mais conduzem ensaios clínicos no Brasil. São incluídos participantes de ambos os sexos, diversos grupos de idade e diferentes etnias. Recomenda-se, para essa fase, um mínimo de 800 pacientes, mas esse número pode atingir a casa dos milhares de pessoas, de várias partes do mundo.

Os objetivos na Fase III são:

- Confirmar a segurança e demonstrar a eficácia do que está em teste (medicamento, produto para a saúde, alimento,

METODOLOGIA CIENTÍFICA PARA A ÁREA DE SAÚDE

cosmético, vacina, hormônio, vitamina natural ou sintética, soros) para pessoas que têm a probabilidade de vir a usar o que está em teste

- Confirmar níveis eficazes de dosagem
- Identificar efeitos colaterais e contraindicações
- Demonstrar as vantagens potenciais da nova terapia em relação a outras terapias já existentes no mercado.

A Fase III pode durar um ou vários anos, mas não é tão demorada nem grande o bastante para detectar pequenos desvios da normalidade ou efeitos colaterais que ocorram muito raramente. Então, não é possível estabelecer nessa fase se pequenas doses de uma droga, administradas por um período longo, têm efeitos colaterais indesejáveis. No entanto, na prática, uma droga pode ser usada por décadas pelo mesmo paciente, nos casos de condições e doenças crônicas.

De qualquer modo, se um novo medicamento ou uma nova vacina completar a Fase III com bons resultados, os pesquisadores buscam os órgãos competentes – no Brasil, a ANVISA – para a necessária avaliação e possível aprovação. Só depois de aprovado pela ANVISA um produto para a saúde pode ser disponibilizado no mercado. Mesmo assim, a vigilância continua, pois começa a Fase IV.

Fase IV: teste dos efeitos a longo prazo

Na Fase IV, a droga em teste já está disponível no mercado. Contudo, é preciso lembrar que, embora ela tenha sido testada por centenas ou milhares de participantes de ensaios clínicos em situação controlada, na prática será usada por milhões de pacientes. A aprovação pode ter ocorrido depois de ensaios que duraram 2 ou 3 anos, mas a droga poderá vir a ser usada por pacientes com doenças crônicas durante décadas.

Capítulo 6. Ensaios Clínicos em Farmacologia e Cirurgia

Então, mesmo depois de aprovada e comercializada, a droga continua em estudo, para determinar seus efeitos no uso prolongado e em outras populações, que não as já estudadas. Na Fase IV, a prescrição da droga fica a critério do médico. Nessa fase, são eventualmente detectadas as contraindicações mediante estudos observacionais, que podem indicar a necessidade de novos ensaios clínicos. Mas efeitos adversos precisam ser notificados. Aliás, já foi preciso retirar do mercado produtos que se revelaram tóxicos ou aumentaram a taxa de mortalidade dos pacientes com eles tratados.

Exemplo 6-2

Rofecoxibe (Vioxx®) foi muito prescrito pelos médicos para tratar artrites e outras condições que causam dor crônica ou aguda. A comercialização de todos os medicamentos com essa droga (Rofecoxibe) foi suspensa em 2004.[8] O fabricante (Merck Sharp Dhome) informou que o uso continuado dessa droga aumentava o risco de problemas cardiovasculares. Estudos observacionais já haviam mostrado isso.[9] No entanto, a *suspensão da comercialização da droga* baseou-se, também, em ensaios clínicos randomizados.

Além de efeitos adversos sérios a longo prazo e dos efeitos de uso prolongado em outras populações, que não as já estudadas, a Fase IV possibilita estudar melhor a variabilidade farmacocinética entre indivíduos. Há várias explicações conhecidas para essa variabilidade (idade, estado de saúde, comorbidades, estresse emocional, genética), mas a ciência está longe de ter todas as explicações. A permanente vigilância é, portanto, absolutamente necessária.

Finalmente, cabe considerar as recomendações sobre o tamanho das amostras em cada fase da pesquisa conforme mostrado na Figura 6-1. Do ponto de vista da estatística, quanto maior é a amostra, melhor. No entanto, existem restrições de tempo e dinheiro e, principalmente, dos riscos para o participante de pesquisa.

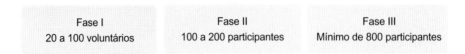

Figura 6-1 Número de participantes por fase do ensaio clínico.

Outras fases

Fase 0

Estudos de Fase 0, também chamada Fase I inicial, são conduzidos antes dos testes tradicionais de Fase I, a fim de investigar como, ou se, um medicamento afeta o corpo humano. Eles *não* são obrigatórios no teste de novos medicamentos. Aliás, eles são pouquíssimo utilizados porque não seriam úteis em muitas situações.

Os estudos de Fase 0 são muito pequenos – geralmente com menos de 15 pessoas, e o medicamento é administrado apenas por um período muito curto. A Fase 0 é conduzida especialmente nos estudos de drogas para câncer. Usam-se apenas pequenas doses de um novo medicamento em algumas pessoas. É possível verificar, assim, se a droga atinge o tumor, como a droga atua no corpo humano e como as células cancerosas respondem a ela.

Os estudos de Fase 0 não têm objetivos terapêuticos ou diagnósticos, mas, como as doses dos medicamentos são baixas, o risco para os participantes do ensaio é mínimo. No entanto, não há possibilidade de benefício para as pessoas na Fase 0, embora elas possam precisar de exames extras, como fazer biópsias e doar amostras de sangue para estudo. O benefício seria para outras pessoas, no futuro.

Fases II a e II b

Em ensaios com câncer, é comum dividir a Fase II em Fase II a e Fase II b. Fase II a são ensaios de pequena escala usando desfecho substituto como biomarcadores, por exemplo. Fase II b são ensaios comparativos randomizados, em geral usando desfecho substituto.

Capítulo 6. Ensaios Clínicos em Farmacologia e Cirurgia

Os ensaios de Fase III para prevenção do câncer são delineamentos comparativos (como a Fase II b), mas usando desfechos definitivos.

Ensaios clínicos com vacinas

O vírus SARS-CoV-2 surgiu no final de 2019 na China e em 2020 estava disseminado por todo o mundo. A Covid-19, doença causada por esse vírus, pode ser branda, mas também pode levar a óbito ou deixar sequelas ainda não identificadas. A pandemia trouxe inúmeros desafios para os profissionais de saúde, que cuidam dos doentes; para os cientistas, que buscam tratamentos e vacinas; para as pessoas, que precisaram mudar seus hábitos de vida, lamentar perdas e cuidar dos seus; para os desempregados, devido à crise econômica provocada pela pandemia; para as crianças, sem escola. E trouxe a necessidade, para as pessoas, de compreender a doença. A ANVISA publicou, então, respostas às perguntas mais frequentes.[10] Existe hoje ampla literatura sobre a Covid-19, mas vamos nos ater aqui à definição de vacinas e às normas para o desenvolvimento delas.

> *Vacinas* – medicamentos imunobiológicos que contêm uma ou mais substâncias antigênicas que, quando inoculadas, são capazes de induzir imunidade específica ativa, a fim de proteger contra, reduzir a gravidade ou combater a(s) doença(s) causada(s) pelo agente que originou o(s) antígeno(s). (ANVISA, RDC nº 197/2017, Capítulo 1, XIII)

O primeiro estágio do desenvolvimento da vacina é o *estágio pré-clínico* e pode ser dividido em uma fase exploratória (*in vitro*) e uma fase de testes em animais (*in vivo*). A *fase exploratória* consiste em pesquisas básicas de laboratório e identificação de antígenos naturais ou sintéticos, que alertam o organismo para patógenos nocivos. Se a vacina se mostrar promissora na fase exploratória, ela passa à fase de *testes em animais*. Avalia-se primeiro a segurança

METODOLOGIA CIENTÍFICA PARA A ÁREA DE SAÚDE

e depois se testa a imunogenicidade (capacidade de a vacina provocar uma resposta imunitária adequada no corpo). Os testes em animais normalmente são feitos em ratos e macacos, e nessa fase os pesquisadores podem começar a fazer experiências para encontrar doses seguras. Muitas vacinas candidatas não conseguem atingir um nível substancial de imunogenicidade, ou seja, não se mostram suficientemente promissoras para passar à fase de desenvolvimento clínico.

O *desenvolvimento clínico* é um processo de três fases. Durante a Fase I, pequenos grupos de pessoas recebem a vacina experimental. Testa-se a segurança, principalmente. Na Fase II, o estudo clínico é expandido e a vacina é administrada a pessoas com características (como idade e saúde física) semelhantes àquelas para as quais a nova vacina se destina. Testam-se a segurança e a eficácia. Na Fase III, a vacina é administrada a milhares de pessoas para estabelecer a segurança e a eficácia, em ensaios clínicos placebo controlados randomizados, duplo-cegos, multicêntricos e multinacionais. Nessa fase, há uma busca por voluntários que estejam expostos ao risco de ter a doença. No caso da Covid-19, foram buscados em especial profissionais da área de saúde e policiais. Ainda, a Fase III foi testada sobretudo em países onde a pandemia estava em alta, ou seja, onde havia mais pessoas expostas ao risco, como no Brasil.

Durante a Fase III, são obtidos dados e feitas análises interinas. É importante frisar que análises estatísticas precisam ser feitas por profissionais da área e demandam tempo; ainda, precisam ser confirmadas por comitês independentes. Terminada a Fase III, os dados coletados em cada centro são reunidos para uma análise global. É necessário fornecer resultados estratificando por países, etnias, faixas de idade, comorbidades. Para que uma vacina possa ser introduzida em um programa nacional de imunização no Brasil, é necessário que tenham sido feitos ensaios clínicos no Brasil e que todos os documentos exigidos pela ANVISA para avaliação tenham sido entregues para – se for o caso – dar aprovação.

Em razão da emergência de saúde pública de importância nacional decorrente do surto do novo coronavírus (SARS-CoV-2), em dezembro de 2020 a ANVISA instituiu, para vacinas contra a Covid-19, a autorização temporária de uso emergencial.[11] Para essa concessão, é preciso, além da entrega de documentos exigidos pela Agência, que essas vacinas tenham ensaios clínicos em andamento no Brasil. As vacinas com autorização temporária são destinadas apenas para uso em programas de saúde pública do Ministério da Saúde. O uso emergencial é considerado ainda experimental e tem validade temporária. Não autoriza a introdução da vacina no mercado para comercialização, distribuição e uso. Isso só acontece quando a vacina recebe o registro definitivo. A precaução é necessária porque a vacina é uma intervenção médica e, como qualquer intervenção médica, pode ter efeitos colaterais.

Em 23 de fevereiro de 2021, a ANVISA aprovou o pedido de registro definitivo da vacina contra a Covid-19 produzida pela Pfizer/Biontech, produzida nos Estados Unidos.[12] Foi a primeira autorização dessa natureza, no Brasil e na América Latina.

Os requisitos para a concessão do registro definitivo de uma vacina são mais complexos que os exigidos na autorização para uso emergencial. As duas modalidades exigem boas práticas de fabricação, mas, para o registro definitivo, a empresa tem de apresentar o Certificado de Boas Práticas de Fabricação (CBPF).[13] Também são necessários dados de estudos de estabilidade, que permitam estabelecer o prazo de validade e os modelos de bula e rotulagem. Outra diferença importante é a de que, no caso do registro definitivo, o fabricante recebe autorização para que as vacinas sejam utilizadas amplamente no país, tanto no sistema público como no privado.[14]

Ensaios exploratórios e ensaios pragmáticos

Existe distinção entre *eficácia* (*efficacy*) e *eficiência* (*effectiveness*). Na área de farmacologia, eficácia refere-se à resposta (efeito terapêutico) máxima que pode ser conseguida com uma droga. Eficiência é

METODOLOGIA CIENTÍFICA PARA A ÁREA DE SAÚDE

a habilidade de uma droga produzir efeito benéfico em circunstâncias normais de uso.

Existe a mesma distinção entre *ensaios explanatórios* (*explanatory trials*) e *ensaios pragmáticos* (*pragmatic trials*). Os ensaios explanatórios responderiam à pergunta: "Esta intervenção tem eficácia, isto é, funciona em condições *ideais*?", enquanto os ensaios pragmáticos responderiam à pergunta: "Esta intervenção tem eficiência, isto é, funciona em condições *normais*?".

Eficácia e ensaios explanatórios remetem, portanto, à ideia do que a intervenção conseguiria *se tivesse sido feita em condições ideais*. Eficiência e ensaios pragmáticos remetem à ideia do que a intervenção consegue na prática, levando em consideração a aderência incompleta a um protocolo.[15]

Logo, a análise estatística de ensaios clínicos randomizados, feita com dados de participantes que cumpriram o protocolo, mede eficácia; a análise estatística feita usando o princípio de intenção de tratar produz estimativas de eficiência. Em outras palavras, nos ensaios explanatórios a análise estatística é feita por protocolo, enquanto nos ensaios pragmáticos ela é feita considerando a intenção de tratar.[16]

> *Ensaios explanatórios* medem eficácia. Pretendem determinar o que a intervenção conseguiria se tivesse sido feita em condições ideais.
>
> *Ensaios pragmáticos* medem eficiência. Pretendem determinar o que a intervenção consegue na prática clínica, levando em conta a aderência incompleta ao protocolo.

Convém lembrar que a maior emergência sanitária deste século, a pandemia da Covid-19, trouxe discussão sobre a eficácia de diferentes vacinas. Então, é importante saber exatamente o que eficácia e eficiência medem.

Para calcular a eficácia de uma vacina, é preciso obter a proporção de infectados no grupo-controle e a proporção de infectados

Capítulo 6. Ensaios Clínicos em Farmacologia e Cirurgia

no grupo tratado, obtidas de um ensaio clínico randômico placebo controlado (RCCT). Faz-se, então, a diferença entre essas duas proporções e se divide o resultado pela proporção de infectados no grupo-controle. O resultado, multiplicado por 100, é a eficácia da vacina. Veja a fórmula:

$$\text{Eficácia} = \frac{\text{PIC} - \text{PIT}}{\text{PIC}} \times 100$$

Na fórmula:

PIC é a proporção de infectados no grupo-controle
PIT é a proporção de infectados no grupo tratado.

Como a proporção de infectados é uma estimativa de risco, a fórmula muitas vezes é apresentada como segue:

$$\text{Eficácia} = \frac{\text{risco entre controles} - \text{risco entre vacinados}}{\text{risco entre controles}} \times 100$$

Apenas como exemplo, considere que em um ensaio randômico 2.000 pessoas de um grupo de risco foram divididas ao acaso em dois grupos de 1.000 pessoas cada um. Um grupo recebeu uma vacina experimental e o outro recebeu placebo. Decorridos 8 meses, haviam sido infectadas 140 pessoas do grupo-controle e 14 do grupo vacinado. As proporções de infectados nos grupos controle e vacinado são 0,140 e 0,014, respectivamente. A eficácia da vacina foi:

$$\text{Eficácia} = \frac{0,140 - 0,014}{0,140} \times 100 = 90\%$$

A eficácia da vacina é interpretada como a redução proporcional da incidência da doença entre os vacinados. Uma eficácia de 90% indica uma redução de 90% no número de casos que seriam esperados se essas pessoas não tivessem sido vacinadas.

Para mostrar o cálculo da eficiência de uma vacina, vamos recorrer a um exemplo com dados reais. Não são dados obtidos experimentalmente, mas de um estudo observacional.[17] Como são dados

METODOLOGIA CIENTÍFICA PARA A ÁREA DE SAÚDE

obtidos na prática, não mostram eficácia, mas sim eficiência (que, obviamente, é menor do que a eficácia).

> ### Exemplo 6-3
>
> Em um surto de varicela (catapora) em 2002 no Oregon, Estados Unidos, a doença foi diagnosticada em 18 de 152 crianças vacinadas e em 3 de 7 crianças não vacinadas. Os dados estão apresentados na Tabela 6-1.

Tabela 6-1 Incidência de varicela entre alunos em nove salas de aula afetadas – Oregon, EUA, 2002.

Vacinado	Caso	Não caso	Total	Risco
Sim	18	134	152	11,8%
Não	3	4	7	42,9%
Total	21	138	159	

$$\text{Eficiência} = \frac{42,9 - 11,8}{42,9} \times 100 = 72,5\%$$

O grupo vacinado teve 72,5% menos casos de varicela do que se esperaria tivesse se não estivesse vacinado.

Para distinguir ensaios explanatórios de ensaios pragmáticos, foram organizados dois congressos internacionais, em Toronto, Canadá, nos anos 2005 e 2008. No período decorrido entre esses encontros, pesquisadores com experiência clínica, financiadores de pesquisa e metodologistas definiram e redefiniram aspectos do delineamento dos ensaios que fizessem a distinção entre explanatórios e pragmáticos.[18]

Foram identificados nove domínios para estabelecer o indicador que distingue ensaios explanatórios de pragmáticos. Esse indicador, denominado Pragmatic Explanatory Continuum Indicator Summary (PRECIS), está apresentado na Figura 6-2. Nas Figuras 6-3

Capítulo 6. Ensaios Clínicos em Farmacologia e Cirurgia

e 6-4, são dados exemplos de avaliações possíveis quando se usa o PRECIS, que são autoexplicativas.

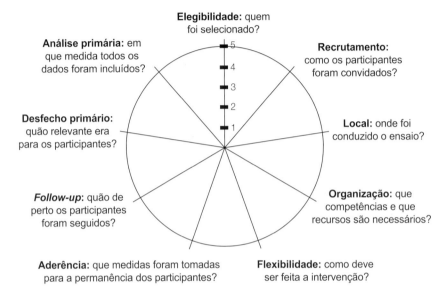

Figura 6-2 PRECIS: roda de avaliação.

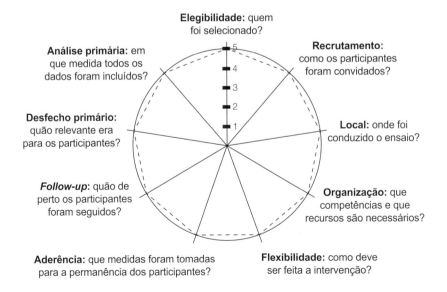

Figura 6-3 PRECIS: roda de avaliação mostrando uma abordagem pragmática.

METODOLOGIA CIENTÍFICA PARA A ÁREA DE SAÚDE

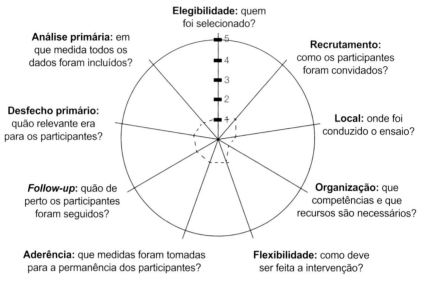

Figura 6-4 PRECIS: roda de avaliação mostrando uma abordagem explanatória.

Ensaios de superioridade, de equivalência, de não inferioridade

Os ensaios clínicos randomizados controlados duplo-cegos e em paralelo são amplamente reconhecidos como o melhor método para comparar o efeito terapêutico de diferentes intervenções. Na área de farmacologia, a situação mais conhecida é da comparação da droga em teste (T) com uma droga de referência (R), para testar a hipótese de que T e R têm igual eficácia (hipótese da nulidade) contra a hipótese de que a droga em teste (T) é mais eficaz (hipótese alternativa). Também são conduzidos ensaios clínicos para verificar se uma nova droga é eficaz, comparando-a com o controle negativo (ou braço comparador de placebo). Esses ensaios são ditos de superioridade. Aplicam-se, nesses casos, testes estatísticos unilaterais.

Ensaio de superioridade – tem como objetivo verificar se uma intervenção é melhor que a outra.

Capítulo 6. Ensaios Clínicos em Farmacologia e Cirurgia

Exemplo 6-4

Foi conduzido um ensaio clínico randomizado controlado com 5.804 participantes (2.804 homens e 3.000 mulheres), com idades entre 70 e 82 anos, com história ou risco de doença vascular.[19] Foram formados dois grupos: 2.891 participantes receberam 40 mg/dia de pravastatina e 2.913 receberam placebo. A concentração de colesterol na linha de base variou entre 4,0 mmol/l e 9,0 mmol/l. O *follow-up* foi de 3,2 anos. O desfecho primário foi uma variável composta: morte por doença coronariana, infarto não fatal do miocárdio e AVC fatal ou não. Esse foi um *ensaio de superioridade* para estudar eficiência. A análise estatística, usando o princípio de intenção de tratar, mostrou que a pravastatina tem efeito benéfico, protegendo o paciente.

Uma análise estatística aplicada aos resultados dos ensaios de superioridade pode mostrar que uma das drogas é s*ignificantemente melhor* que a outra, mas também pode mostrar que a diferença é *não significante*. Muitas vezes, resultado não significante em um ensaio de superioridade é erroneamente interpretado como prova de nenhuma diferença entre as duas drogas. No entanto, *testes estatísticos não provam que dois tratamentos são iguais* em desempenho.

Como é *impossível provar igualdade por meio de testes estatísticos*, são feitos *ensaios de equivalência*. Também são conduzidos *ensaios de não inferioridade*. Os ensaios de equivalência e de não inferioridade têm características metodológicas diferentes dos ensaios de superioridade. O projeto, a conduta, a análise e a interpretação são mais difíceis. Por essa razão, aparecem menos na literatura médica, embora a justificativa para esses tipos de ensaio ocorra com frequência.[20]

Ensaio de equivalência – tem o objetivo de estabelecer se a real diferença entre duas drogas provavelmente cai dentro de um intervalo de variação considerado clinicamente trivial.

METODOLOGIA CIENTÍFICA PARA A ÁREA DE SAÚDE

Nos ensaios de equivalência, a hipótese é a de que uma droga em teste T é *terapeuticamente similar* (nem melhor, nem pior) a uma droga de referência R. Então, é preciso definir, *a priori*, uma *região de equivalência*, ou seja, um intervalo de variação no qual a diferença de tratamentos seja considerada trivial na prática médica. Conduzido o ensaio clínico, calculam-se as estatísticas. Um exemplo ajuda entender o procedimento.

Nos estudos sobre infarto agudo do miocárdio, parece razoável considerar que duas drogas (T e R) têm efeitos similares se a diferença das taxas de mortalidade obtidas em um ensaio com T e R não for maior que 1%, para mais ou para menos. Então, o intervalo entre –1% e +1% é *a região de equivalência*; 1% é a margem de não inferioridade e +1% é a margem de superioridade, como mostra a Figura 6-5.

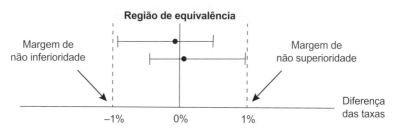

Figura 6-5 Dois exemplos de equivalência: dois tratamentos, T e R.
Nota: os intervalos de confiança para as diferenças nas taxas de mortalidade contêm o zero. Logo, não há significância estatística. Os dois exemplos estão no intervalo de equivalência.

Ensaio de não inferioridade – tem o objetivo de verificar se a droga em teste (T) não é (muito) pior que a droga de referência (R).[21]

Em outras palavras, os ensaios de não inferioridade têm o objetivo de mostrar que, embora a droga T possa ser menos eficaz que a droga R, a diferença entre as eficácias é, em termos práticos, trivial. Feito o ensaio, a droga T é considerada não inferior se o limite inferior do intervalo de 95% de confiança da diferença entre T e R não estiver abaixo da margem de inferioridade da região de equivalência. Veja a Figura 6-6.

Capítulo 6. Ensaios Clínicos em Farmacologia e Cirurgia

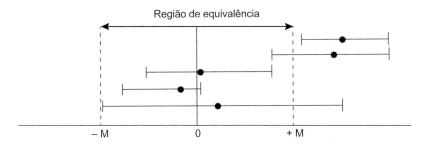

Nota: T é superior à referência se o intervalo de confiança estiver à direita de zero
T é equivalente se contido na zona entre as duas margens, −M e +M
T é não inferior se estiver à direita da margem inferior.

Figura 6-6 Cinco exemplos de não inferioridade: dois tratamentos, T e R.

Os ensaios de equivalência são usados para garantir o valor terapêutico das drogas, mas os ensaios de não inferioridade enfrentam controvérsia.[22] Afinal, a pessoa é convidada a participar de uma pesquisa em que se pretende designar as intervenções ao acaso para verificar se uma delas – a nova – não é *pior* que a intervenção padrão, de efeito conhecido.

De qualquer modo, os ensaios de equivalência e de não inferioridade devem ser conduzidos com participantes similares àqueles dos ensaios que estabeleceram a eficácia do tratamento de referência. Ainda, tanto ensaios de equivalência como ensaios de não inferioridade exigem que o tratamento de referência tenha eficácia comprovada. O uso de um braço comparador de placebo ou de não intervenção não pode sequer ser cogitado. Também não devem ser conduzidos ensaios de equivalência ou não inferioridade se o tratamento padrão não for consistentemente melhor que o placebo, como pode acontecer com drogas para depressão e demência.[22]

Um ensaio de não inferioridade pode ser, às vezes, necessário. Por exemplo, um ensaio de não inferioridade poderia ser conduzido para verificar se uma nova droga quimioterápica *não é inaceitavelmente pior* que a droga em uso. No entanto, seria necessário apontar uma vantagem como, por exemplo, apresentar custo menor, ser menos invasiva, ser mais fácil de administrar, ter menos efeitos colaterais.

METODOLOGIA CIENTÍFICA PARA A ÁREA DE SAÚDE

É claro que alguns ensaios de não inferioridade podem, eventualmente, ser entendidos como subterfúgio de uma empresa farmacêutica para colocar no mercado um produto inferior – o que não é necessariamente uma verdade.

Ensaios em cirurgia

Os ensaios clínicos randomizados (RCT) têm importante posição na discussão da Medicina Baseada em Evidência (*Evidence Based Medicine* – EBM). No entanto, a metodologia para os ensaios clínicos foi desenvolvida para o teste de drogas terapêuticas. As normas da FDA foram praticamente globalizadas, mas tardaram em cirurgia. Muitos procedimentos cirúrgicos foram adotados por anos, antes que se estabelecesse a inutilidade deles, como aconteceu com a mastectomia radical e a ligadura da artéria mamária para tratar a isquemia do miocárdio.

Há diversas barreiras para a condução de ensaios clínicos em cirurgia. Os custos de hospitalização e de pessoal auxiliar são altos; há dificuldades para o recrutamento de pacientes. As agências governamentais e as indústrias têm exigências mais rígidas para financiar cirurgias experimentais que ensaios na área de nutrição, por exemplo, devido à maior mortalidade associada às cirurgias. Os CEPs também se mostram, às vezes, muito cautelosos. Obter o consentimento esclarecido do paciente também é mais demorado que nos ensaios clínicos com drogas. A exceção fica por conta de doenças com prognóstico ruim, que acontecem em oncologia e cardiologia.

No entanto, são necessários ensaios em cirurgia para testar a segurança e a eficácia de um novo procedimento no curto e no longo prazo, para comparar os resultados obtidos com as técnicas já conhecidas e aprovadas. Como isso seria possível? Os ensaios clínicos randomizados exigem randomização e um braço comparador. Como deve ser esse braço em um ensaio em cirurgia? Com quais argumentos um grupo de cirurgiões e um CEP podem negar

Capítulo 6. Ensaios Clínicos em Farmacologia e Cirurgia

a cirurgia (braço de não intervenção) à metade dos pacientes que, em tese, necessitam dela? E as cirurgias simuladas (braço comparador simulado)? Embora possíveis, são altamente discutíveis em termos de ética, ainda que algumas delas tenham trazido informação útil para a área e outras ainda estejam em discussão. O que se faz é comparar a intervenção cirúrgica com o tratamento clínico (braço comparador ativo). O cegamento é, na maioria das vezes, não factível; em certos casos, no entanto, um pesquisador que não participou das intervenções pode avaliar os pacientes sem saber quais tratamentos receberam. Contudo, as dificuldades continuam.

No projeto de pesquisa, é conveniente verificar a viabilidade de propor novas tecnologias, considerando a necessidade de treinamento, de compra de equipamentos, de aumento de preço devido à inclusão de itens diversos. Muitas vezes, há viés na seleção de pacientes, e, sem dúvida, cuidados e atenções extras introduzem viés nos resultados. O sucesso de uma cirurgia depende, em muito, da habilidade do cirurgião. Então, os resultados de um ensaio feito por pesquisadores bem treinados não mostram com exatidão o balanço custo/benefício de uma cirurgia. E outras dúvidas também surgem.

Exemplo 6-5

Uma das cirurgias mais realizadas em ortopedia é a meniscectomia parcial artroscópica após ruptura degenerativa do menisco. Embora vários ensaios clínicos randomizados tenham sido publicados sem nenhum benefício claro em comparação com o tratamento simulado ou não cirúrgico, a incidência de meniscectomia parcial artroscópica permanece alta. A percepção comum da maioria dos cirurgiões ortopédicos é a de que os participantes dos ensaios publicados não são representativos dos pacientes do dia a dia na clínica. Foi, então, conduzida uma metanálise[23] para avaliar se há subgrupos de pacientes com lesões meniscais degenerativas que se beneficiam da meniscectomia parcial artroscópica em comparação com o tratamento não cirúrgico ou simulado.

METODOLOGIA CIENTÍFICA PARA A ÁREA DE SAÚDE

Os desfechos mais comumente usados nos ensaios em cirurgia são taxa de mortalidade, taxa de morbidade e tempo para recuperação. Também são consideradas medidas de qualidade de vida relacionadas a saúde e satisfação do paciente. Os fatores que afetam o desfecho são idade, sexo, índice de massa corporal, doenças preexistentes, estágio da doença, experiência da equipe médica, estado emocional do paciente, cuidados paliativos, entre outros.

Também é importante, nos ensaios em cirurgia, a metodologia da análise estatística. Devem ser feitas tanto análises considerando a intenção de tratar como análises por protocolo. É necessário buscar (e analisar por estatística) os motivos de cruzamento (*cross-over*), isto é, de pacientes designados por processo aleatório para um dos braços do ensaio que decidem se submeter ao outro tipo de intervenção. As conclusões se tornam, até certo ponto, dúbias, mas é o que se deve fazer.

Finalmente, ensaios de equivalência e ensaios de não inferioridade também podem ser feitos em cirurgia e em outras áreas, como nutrição, fisioterapia, psicologia. No entanto, ensaios de equivalência e ensaios de não inferioridade só devem ser conduzidos quando propõem comparar uma nova intervenção com uma intervenção reconhecida. Por exemplo, na área de cirurgia pode ser feito um ensaio de equivalência para avaliar o comportamento a longo prazo de diferentes marcas de próteses para a artroplastia total do quadril.

Resumo

Na Fase I (teste de segurança), a droga é administrada a pequeno número de participantes sadios, de 20 a 100. A ênfase é segurança. Coletam-se dados sobre absorção, distribuição, metabolização e eliminação da droga no corpo humano e se estudam efeitos colaterais.

A Fase II (teste de efetividade) tem o objetivo de obter informações adicionais sobre segurança da droga e sua efetividade, para que se passe à Fase III. São feitos estudos exploratórios para

Capítulo 6. Ensaios Clínicos em Farmacologia e Cirurgia

estudar dosagens de drogas e avaliação de biomarcadores com número pequeno de participantes doentes, de 100 a 200.

Na Fase III (teste de efetividade em grandes populações), a droga é administrada a um grande número de pacientes, isto é, no mínimo 800, que têm a doença ou a condição patológica para a qual foi desenvolvida. Nessa fase, estudam-se segurança, efeito terapêutico, dosagens, vias de administração, efeitos colaterais e contraindicações.

A Fase IV (fase da vigilância) envolve milhares ou milhões de pacientes, para que se possa comparar a eficácia da nova intervenção com um padrão-ouro, examinar o efeito da droga em grandes populações e buscar efeitos adversos incomuns.

Os ensaios explanatórios medem eficácia; pretendem determinar o que a intervenção conseguiria se tivesse sido feita em condições ideais.

Os ensaios pragmáticos medem eficiência; pretendem determinar o que a intervenção consegue na prática, levando em conta aderência incompleta ao protocolo.

O ensaio de superioridade tem como objetivo verificar se a droga investigada é superior à droga de referência.

O ensaio de equivalência tem o objetivo de verificar se a verdadeira diferença entre resposta do braço experimental e do braço comparador cai dentro de um intervalo de variação clinicamente trivial.

O ensaio de não inferioridade tem o objetivo de verificar se a verdadeira diferença entre a resposta do braço experimental e a resposta do braço comparador ativo é maior que a margem de inferioridade do intervalo de variação preestabelecido como clinicamente aceitável.

7

Estudos Observacionais

Não é possível conduzir um ensaio controlado e randomizado para comparar o efeito de diferentes hábitos de vida, ou de diferentes fatores ambientais, ou de diferentes condições sociais sobre a saúde das pessoas. Esses fatores não podem ser distribuídos aos participantes da pesquisa por processo aleatório. Por exemplo, ninguém passaria a fumar um maço de cigarros por dia – ou deixaria de fumar um maço de cigarros por dia – para colaborar com uma pesquisa científica.

No entanto, muitos estudos já relacionam fatores de risco com determinado dano ou determinado benefício. Assim, além dos muitos estudos sobre os efeitos do hábito de fumar na saúde das pessoas, já se estudaram a exposição a radiações nucleares sobre o risco de câncer, o estresse de policiais sobre a incidência de doenças cardiovasculares, a experiência de guerra sobre o risco de doenças mentais. Tais pesquisas *não* são feitas com ensaios clínicos randomizados, mas com estudos observacionais.

> *Estudo observacional (observational study)* – os participantes são identificados como pertencentes a grupos de estudo e avaliados quanto a resultados biomédicos ou de saúde. Os participantes podem receber intervenções diagnósticas, terapêuticas ou outros tipos de intervenções, mas não são designados pelo pesquisador para receber intervenções ou tratamentos específicos.[1]

METODOLOGIA CIENTÍFICA PARA A ÁREA DE SAÚDE

A preocupação com a validade dos estudos observacionais aumentou muito e passou a ser mais debatida depois que ficou demonstrado, por meio de ensaio clínico controlado randomizado, que a terapia de reposição hormonal pós-menopausa aumenta o risco de doenças cardiovasculares em mulheres sadias, diferentemente do que apontavam os estudos observacionais.[2] Ficou então claro que conclusões de estudos observacionais podem ser diferentes ou, até mesmo, opostas às conclusões obtidas em ensaios clínicos controlados randomizados.

De qualquer forma, os estudos observacionais podem gerar hipóteses, propor perguntas, identificar fatores de risco, fornecer estimativas sobre incidência, prevalência e prognóstico de doenças – informações importantes para o planejamento de ensaios controlados randomizados.

Todavia, como os participantes *não* são designados aos grupos por processo aleatório, os estudos observacionais nem sempre são conclusivos. Também por isso, não provocam grandes discussões sobre ética, como acontece com os ensaios clínicos randomizados. No entanto, os participantes de pesquisa podem ser convidados para responder questionários, comparecer periodicamente aos centros de pesquisa para exames biométricos e, até mesmo, ser submetidos a testes laboratoriais e diagnósticos, às vezes invasivos – o que levanta, então, questões de ética.

De qualquer modo, a discussão sobre os resultados de estudos observacionais exige mais senso crítico que a discussão dos resultados de ensaios clínicos controlados randomizados. Quem lê tais estudos deve ficar atento: pode não existir outra maneira de obter as respostas procuradas, mas é preciso procurar relações consistentes entre os achados. Os relatos de estudos observacionais nem sempre permitem interpretação adequada, como bem colocam vários pesquisadores.[2]

Capítulo 7. Estudos Observacionais

Neste capítulo, serão apresentados os seguintes tipos de estudos observacionais: coorte, caso-controle, transversal e estudo de séries de casos. Veja a Figura 7-1.

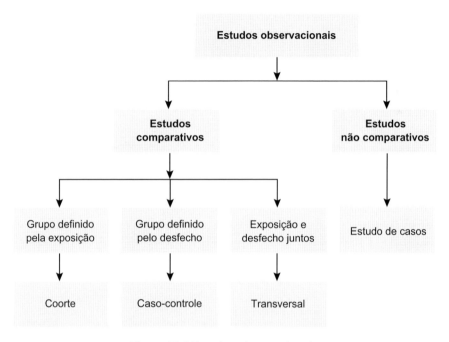

Figura 7-1 Estudos observacionais.

O que é estudo coorte?

Estudo coorte (cohort study) – um grande grupo de pessoas (coorte) com características definidas é observado para determinar a incidência de uma doença específica, mortalidade por determinada causa ou outro tipo de desfecho clínico.[3]

Os estudos coorte podem ser prospectivos ou retrospectivos. Os estudos coorte prospectivos são conduzidos do presente para o futuro. Os estudos coorte retrospectivos são conduzidos no presente, mas buscam dados no passado.

O que é estudo coorte prospectivo?

Estudo coorte prospectivo (prospective cohort study) – um grande número de pessoas provenientes da mesma população é classificado em um de dois grupos: um grupo de expostos a um fator que se supõe de risco e outro grupo de não expostos a esse fator. Os grupos são observados durante certo tempo para verificar se a proporção de um dado desfecho é maior em um dos grupos.

É importante notar que, nos estudos coorte prospectivos, os participantes pertencem aos grupos pelo fato de estarem, ou não, expostos a um fator que se presume de risco para determinado desfecho – mas não são designados aos grupos por processo aleatório. O esquema do delineamento desse estudo é mostrado na Figura 7-2.

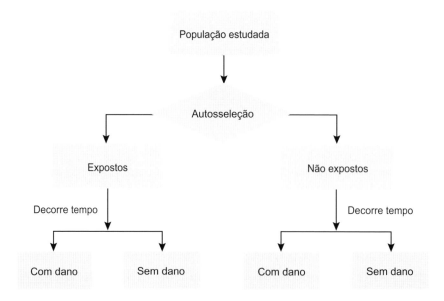

Figura 7-2 Estudo coorte prospectivo com dois grupos.

Capítulo 7. Estudos Observacionais

Exemplo 7-1

Na década de 1950, dois pesquisadores ingleses[4] fizeram o primeiro estudo coorte. Eles queriam saber se fumantes apresentam maior risco de ter câncer do pulmão em comparação com quem não fuma. Para isso, enviaram um questionário para aproximadamente 60 mil médicos do Reino Unido, perguntando sobre seus dados demográficos (nome, endereço, sexo, idade etc.) e os hábitos de fumar deles próprios. Receberam aproximadamente 40 mil respostas. Os pesquisadores acompanharam a sobrevivência dos médicos durante 53 meses, por meio de um registro geral. Dentre as pessoas com o hábito de fumar (fator de risco) ocorreram mais mortes por câncer no pulmão (desfecho).

Os estudos coorte prospectivos têm grande potencial para mostrar evidência, porque os participantes da pesquisa são observados *antes* de ocorrer o desfecho. No entanto, a conclusão da relação de causa e efeito, isto é, de que a exposição ao fator causa o desfecho em estudo, precisa ser estudada com cuidado. O efeito da exposição ao fator pode estar *confundido* com os efeitos de outros fatores – que seriam, eventualmente, os verdadeiros causadores do desfecho em estudo.

No Exemplo 7-1, a população-alvo era de médicos do Reino Unido. Foi obtida uma amostra de aproximadamente 40 mil médicos, para um estudo coorte prospectivo. Como os médicos *não foram sorteados* para se tornarem fumantes ou não fumantes, durante anos foram levantadas explicações alternativas para a maior incidência de câncer de pulmão entre fumantes. Por exemplo, a decisão de se tornar fumante poderia estar relacionada a fatores sociais, genéticos, de personalidade, que seriam os determinantes de maior risco de câncer no pulmão. No entanto, depois de muita discussão e com os resultados de outros estudos, chegou-se à conclusão de que fumantes apresentam, realmente, maior risco de ter câncer no pulmão. Os resultados não foram desencadeados pelos chamados *fatores intervenientes ou de confusão.*

METODOLOGIA CIENTÍFICA PARA A ÁREA DE SAÚDE

O fator que se presume de risco também pode ser estudado em vários níveis, ou seja, o estudo coorte pode comparar vários grupos. Convém rever, mais uma vez, o Exemplo 7-1, que apresentou a pesquisa dos pesquisadores ingleses de maneira simplificada. Na verdade, os médicos participantes desse estudo foram classificados em *diversos grupos de exposição*: não fumantes; fumantes leves; fumantes moderados; fumantes pesados; fumantes de charutos; fumantes de cachimbo etc. Ainda, o mesmo estudo coorte permitiu estudar *vários desfechos* simultaneamente. Foram então levantadas mortes por outras causas além do hábito de fumar, como infarto do miocárdio, por exemplo.

O estudo coorte prospectivo também é usado para levantar efeitos colaterais de novas intervenções a longo prazo. Ensaios clínicos randomizados podem mostrar, por exemplo, que determinada droga administrada durante certo tempo tem efeito benéfico sobre certa doença. No entanto, a segurança do uso dessa droga a longo prazo é estabelecida por estudos observacionais feitos na Fase IV. Nesse caso, a população exposta ao risco é de pessoas que usam a nova droga. Busca-se comparar a proporção de pessoas que têm efeitos adversos em dois grupos, isto é, os que fazem uso e os que não fazem uso da droga.

O que é estudo coorte retrospectivo?

> *Estudo coorte retrospectivo (retrospective cohort study)* – também é chamado de *estudo coorte histórico (historical cohort study)*. Nele, grande número de pessoas provenientes da mesma população é classificado em dois grupos: um grupo de expostos a um fator que se supõe de risco para determinada doença e o outro grupo de não expostos a esse fator. Depois, em arquivos ou por meio de questionários, busca-se a proporção de participantes com a doença nos dois grupos. Veja a Figura 7-3.

Capítulo 7. Estudos Observacionais

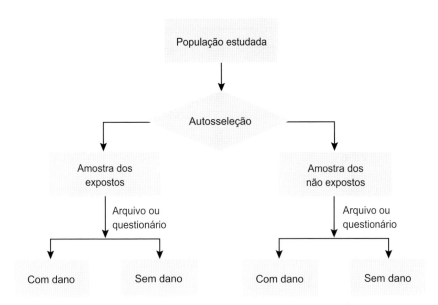

Figura 7-3 Estudo coorte retrospectivo com dois grupos.

Exemplo 7-2

Para estudar a associação[5] entre hábito de fumar cigarros e risco de artrite reumatoide em mulheres, foi enviado um questionário para 377.481 mulheres americanas, profissionais da área de saúde, que participam do Estudo Coorte sobre a Saúde da Mulher (*Women's Health Cohort Study*). As mulheres foram, então, divididas em dois grupos: *fumantes* (expostas ao risco) e *não fumantes* (não expostas). Para comparar os grupos, a análise estatística considerou diversas variáveis, demográficas e de saúde. A conclusão foi a de que *a duração do hábito*, mas *não a intensidade* (número de cigarros por dia), está diretamente associada a um pequeno *aumento de risco de artrite reumatoide em mulheres*.

A grande desvantagem dos estudos coorte retrospectivos é o fato de o pesquisador obter dados em arquivos ou somente por meio de questionários. Pelo fato de terem sido obtidos por diferentes examinadores, técnicas ou aparelhos, os dados terão maior heterogeneidade e podem ser incompletos.

METODOLOGIA CIENTÍFICA PARA A ÁREA DE SAÚDE

A vantagem dos estudos coorte retrospectivos é não haver acompanhamento de participantes, o que os torna baratos em relação aos estudos coorte prospectivos, que exigem um demorado *follow-up* (até ocorrerem os desfechos procurados). Ainda, apresentam a vantagem de não perderem tantos participantes como os estudos coorte prospectivos, nos quais a taxa de participantes que se retiram é alta, principalmente quando o período de latência da doença é longo.

De qualquer modo, os estudos coorte – prospectivos ou retrospectivos – têm a vantagem de examinar o efeito da exposição a um fator que se supõe de risco para um dado desfecho, porque os participantes da pesquisa são selecionados exatamente pelo fato de estarem expostos a esse fator.

O que são estudos retrospectivos e estudos de caso-controle?

> *Estudo retrospectivo* (*retrospective study*) – um grupo de pessoas doentes (casos) e outro de pessoas sadias (controles) são examinados e questionados para que o pesquisador possa buscar, na diferença de seus históricos, os fatores que predispõem pessoas à doença em estudo.

O pesquisador faz, portanto, um *retrospecto* da vida dos participantes de pesquisa, para, depois, comparar as proporções de expostos ao fator que presume de risco nos dois grupos. Em outras palavras, tendo o caso, o pesquisador busca no histórico do participante a presença do fator que suspeita ser de risco para a doença que estuda. Veja a Figura 7-4.

A grande vantagem do estudo retrospectivo é custar menos, em tempo e em dinheiro, que outros tipos de estudo. Por esse motivo, são bastante comuns. No entanto, os resultados dessas pesquisas nem sempre são confiáveis. A possibilidade de viés é muito grande.

Capítulo 7. Estudos Observacionais

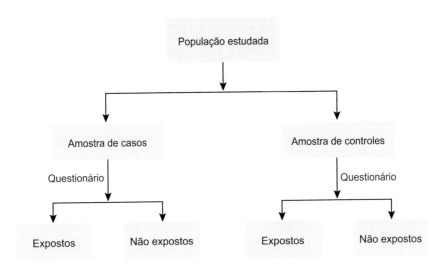

Figura 7-4 Estudo retrospectivo.

São muitas as causas de viés. Quando o pesquisador busca um grupo de pessoas doentes (por exemplo, com cirrose hepática) e um grupo de pessoas sadias para comparar a proporção dos expostos a determinado risco (por exemplo, consumo excessivo e crônico de álcool), coleta dados apenas de sobreviventes. Ainda, nem sempre o pesquisador consegue obter, com razoável precisão, o tempo de exposição dos participantes ao fator que presume de risco, nem o tempo decorrido entre o início da exposição e a doença. A maneira como foram selecionados os controles também é, na maioria das vezes, uma causa de viés, poque eles podem diferir dos casos em muitos aspectos. Outra fonte de viés é a opinião preconcebida das pessoas sobre a causa do desfecho (doença, condição, hábito). Por exemplo, pode ser difícil levantar dados imparciais por meio de entrevistas com pacientes com câncer no pulmão e seus familiares, porque, para "explicar" a doença, eles podem exagerar ao relatar os hábitos de fumar do doente.

No entanto, um estudo retrospectivo é o único possível quando a condição ou doença em estudo é muito rara. Por exemplo, se um pesquisador quisesse relacionar hábito de fumar com incidência

METODOLOGIA CIENTÍFICA PARA A ÁREA DE SAÚDE

de amiloidose cardíaca, não poderia fazer um estudo coorte porque talvez não achasse nenhum caso da doença após um período razoavelmente longo, mesmo que tivesse uma grande amostra de fumantes e outra grande amostra de não fumantes. Um estudo retrospectivo seria, então, obrigatório.

Nos estudos retrospectivos na área de saúde, nem sempre é estudado um fator de risco para uma doença. Tais estudos também podem levantar um fator benéfico, ocorrido no passado e que protege a pessoa no presente. Por exemplo, 74 jovens cadetes da Academia de Força Aérea de Pirassununga tiveram sarampo no primeiro trimestre de 2020.[6] Poderiam ser os casos para um estudo. Os controles seriam todos os jovens cadetes dessa unidade que não tiveram sarampo. Seria então obtida a proporção de vacinados nos dois grupos, para comparação.

Nos estudos retrospectivos, casos e controles devem ser tão similares quanto possível, diferindo apenas pelo fato de um grupo ter a doença ou condição em estudo (casos) e o outro não apresentar essa doença ou condição (controles). Para tornar os grupos mais homogêneos, é recomendável parear casos e controles. Então, para cada caso, o pesquisador deve buscar um controle similar. É o que se conhece como estudo de caso-controle (*case-control study*).

Exemplo 7-3

Para verificar se as doenças periodontais estão associadas ao hábito de fumar, foi feito um estudo de caso-controle.[7] Foram selecionados 95 homens com doença periodontal (casos) que serviam a Polícia Militar do Estado de Minas Gerais no período de junho a outubro de 1998. Esses militares foram pareados com outros 95, que não tinham doença periodontal (controles). Os pares foram formados com militares da mesma faixa etária e mesma patente. Levantados os hábitos de fumar nos dois grupos, constatou-se que havia mais fumantes entre participantes com doenças periodontais.

Os estudos de caso-controle buscam, em geral, a presença ou a ausência de exposição a um único fator de risco. O Exemplo 7-4 apresenta, porém, um estudo em que os pesquisadores buscaram, retrospectivamente, diversos fatores de risco (tabagismo, hipertensão, diabetes etc.) tanto nos casos (infartados) como nos controles (que não tiveram infarto).

Exemplo 7-4

Foi conduzido um estudo de caso-controle em 52 países para identificar fatores de risco associados ao infarto do miocárdio de ocorrência precoce.[8] Foram levantados dados de 15.152 casos (infartados) e 14.820 controles (sem ocorrência de infarto). Os achados (em retrospecto) mostraram que infarto do miocárdio está positivamente associado a tabagismo, hipertensão, diabetes, obesidade abdominal, apolipoproteína e fatores psicológicos; e negativamente associado a consumo de frutas e vegetais, consumo moderado de álcool e atividade física regular.

A seleção de casos, a seleção de controles e a coleta dos dados nos estudos de caso-controle exigem extremo cuidado. Para entender as razões de tantos cuidados, é preciso saber como esses estudos são projetados. O pesquisador começa seu estudo com os casos – em geral seus pacientes e os da instituição em que trabalha ou estuda. Esses pacientes provavelmente estão em estágios diversos da doença e são diferentes entre si, em termos de variáveis demográficas como sexo, idade, tempo da doença e comorbidades. Portanto, *não são similares*.

Tendo os casos, o pesquisador precisa de controles, isto é, de participantes que *não tenham a doença*, mas em todos os outros aspectos sejam comparáveis com os casos. Deve então decidir onde obter a amostra: da população em geral ou da população de pacientes com outras doenças, que estão sendo atendidos na instituição. A última opção é a preferida, porque o acesso a essas pessoas é mais fácil.

METODOLOGIA CIENTÍFICA PARA A ÁREA DE SAÚDE

Intuitivamente, sabemos que o pesquisador deveria comparar pessoas que têm a doença em estudo com pessoas sadias (e não com pessoas que apresentem outras doenças), mas também sabemos que é mais fácil recrutar pacientes hospitalizados para formarem o grupo-controle. O problema fica resolvido caso sejam escolhidos, para formar o grupo-controle, pacientes com condições específicas (p. ex., casos de fratura e de hérnia). No entanto, é preciso ajustar as variáveis demográficas e alguns hábitos. Fatores como sexo, idade, nível socioeconômico e tabagismo afetam a incidência e o prognóstico das doenças. O pesquisador precisa, então, buscar um controle para cada caso, ou seja, formar pares de caso-controle, para bem ajustar os efeitos das variáveis intervenientes ou de confusão.

A técnica de formar pares é bastante útil, mas não se deve chegar a extremos. Os pares devem ser constituídos com a finalidade de eliminar diferenças que poderiam ser produzidas por fatores já conhecidos, mas não devem trazer um "excesso de igualdade" entre os grupos, porque isso poderia eliminar *exatamente* as diferenças procuradas. Outro aspecto importante é a análise estatística, que deve respeitar o delineamento feito, isto é, a formação de pares.

Às vezes, é difícil formar pares para diminuir o número de variáveis intervenientes conhecidas. Se o pesquisador *não* conseguir um controle para formar par com determinado caso, pode aumentar os limites dos critérios de inclusão (p. ex., definir faixas etárias de 10 anos de idade e não de 5) ou excluir alguns casos.

Qual é a diferença entre o estudo coorte retrospectivo e o estudo retrospectivo ou de caso-controle?

Nos estudos coorte retrospectivos, os participantes da pesquisa são identificados *no presente*, pela *exposição ou não* ao fator que se supõe de risco para determinada doença. Depois, busca-se a doença nessas pessoas. Por exemplo, tomam-se dois grupos de pessoas, fumantes (expostas) e não fumantes (não expostas); em seguida, busca-se o número de pessoas com doenças cardíacas (casos) nos dois grupos, para comparar as proporções. Veja a Figura 7-5.

Capítulo 7. Estudos Observacionais

Figura 7-5 Estudo coorte retrospectivo.

Nos estudos retrospectivos ou de caso-controle, a busca é feita em sentido contrário, ou seja, o *desfecho* é visto no *presente*, mas a *exposição ao fator de risco* é buscada no *passado*. Por exemplo, para cada participante com doença cardíaca, busca-se outro participante, com características demográficas similares, mas sem a doença. São assim formados dois grupos: o de casos e o de controles. Depois, contam-se fumantes e não fumantes nos dois grupos e comparam-se as proporções. Veja a Figura 7-6.

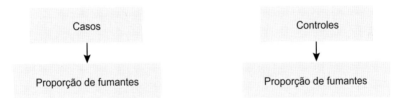

Figura 7-6 Estudo de caso-controle.

A diferença entre os dois tipos de estudo, coorte retrospectivo e caso-controle, está, portanto, na direção. No estudo coorte retrospectivo, os *grupos são formados pela exposição ou não ao fator* que se presume de risco; busca-se então o número de doentes, em cada grupo. No estudo caso-controle, os *grupos são formados por terem ou não a doença*; busca-se o número de expostos ao risco, em cada grupo.

O que é estudo transversal?

> *Estudo transversal (cross-sectional study)* – o pesquisador coleta uma amostra da população e, simultaneamente, levanta dados de duas variáveis – o participante tem ou não uma doença e foi ou não exposto ao fator que se presume de risco – para estudar prevalências.

Os estudos transversais são rápidos, baratos, fáceis de serem conduzidos. Veja a Figura 7-7. Também são chamados de *estudos de prevalência* (*prevalence studies*), porque são feitos para *estimar prevalências* – *não* para estabelecer relação de causa e efeito. As doenças são, na maioria das vezes, consequência de múltiplos fatores e um complexo de inter-relações. A visão dada por um estudo transversal é simplista.

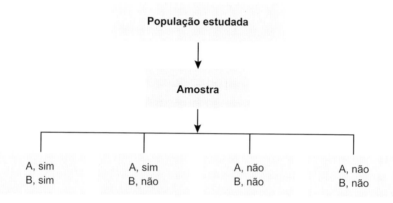

Figura 7-7 Estudo transversal.

Exemplo 7-5

Foi feito um estudo transversal[9] com uma amostra aleatória de 13.779 trabalhadores suecos de ambos os sexos para levantar a prevalência de doença cardiovascular (DCV) em diferentes ambientes psicossociais de trabalho. Observou-se que, no grupo que relatou pressão no trabalho, havia maior prevalência de doenças cardiovasculares em comparação com o grupo que relatou não sentir essa pressão. Devido à natureza do estudo, que foi transversal, não pode ser feita inferência sobre a relação de causa e efeito entre os dois fatores estudados.

A escolha da amostra é particularmente difícil nos estudos transversais, porque a probabilidade de a pessoa pertencer à amostra deve ser rigorosamente igual para todas as pessoas amostradas.

O que é estudo de casos?

Estudo de casos – o pesquisador se propõe a apresentar uma situação ou uma condição complexa, porém singular, em profundidade e no contexto da vida real.

O *estudo de caso* é a apresentação de um caso em todos os seus aspectos. Os mais comuns são os que estudam uma pessoa (como os casos clínicos de Freud), uma instituição (como um hospital), um programa (como o ProUni) ou um evento (a eleição do reitor de uma universidade).

A *série de casos* é um estudo descritivo de uma coleção de casos. Os resultados desses estudos são úteis para gerar hipóteses para pesquisas mais complexas. Constitui exemplo de série de casos um conjunto de pacientes submetidos ao mesmo tratamento, dado que tiveram o mesmo diagnóstico, ou um conjunto de escolas que estão desenvolvendo um mesmo projeto educacional.

As séries de casos são diferentes dos estudos coorte e dos estudos de caso-controle pelo fato de apresentarem participantes com uma única característica, sem o grupo-controle e, na maioria das vezes, com amostras pequenas. E é importante lembrar aqui que os estudos de caso (*case studies*) e as séries de casos (*case series*) têm longa tradição na pesquisa clínica.

Exemplo 7-6

Lesões na coluna cervical afetam grande parte de pessoas com artrite reumatoide, mas estudos não indicam relação entre as queixas dos pacientes e o fato de haver ou não lesão na cervical. Foi feito um estudo observacional com 100 pacientes com essa doença;[10] os pacientes responderam um questionário composto por sete itens e foram submetidos a exames neurológicos e radiográficos. Não se constatou correlação entre queixa e gravidade da lesão na coluna cervical.

METODOLOGIA CIENTÍFICA PARA A ÁREA DE SAÚDE

Os estudos de casos devem tratar fenômenos originais ou singulares – e não ser apenas entrevistas de algumas pessoas às quais o pesquisador tem acesso. No entanto, o pesquisador[11] pode descrever (*estudos descritivos*), explicar (*estudos explicativos*) ou explorar (*estudos exploratórios*) o fenômeno.

Os *estudos descritivos* utilizam um ou mais exemplos para relatar com detalhes como determinado fenômeno ocorre. Familiarizam o leitor com o assunto, produzindo a imagem para a situação específica e fornecendo a linguagem para ele entender a situação.

Exemplo 7-7

Foi conduzido um estudo de caso[12] para descrever a tomada de decisão de estudantes de enfermagem em situação clínica. Foi escolhido o estudo de caso porque teria sido impossível para o autor obter uma descrição correta da tomada de decisão de estudantes de enfermagem sem considerar o contexto, isto é, a escola e, mais especificamente, a situação clínica e o ambiente de sala de aula.

Os *estudos explicativos* agregam informações obtidas em tempos diferentes. A ideia é apontar aspectos embutidos no fenômeno, revelando-os e esclarecendo situações, expondo o que nem sempre se vê quando se olha apenas um caso.

Exemplo 7-8

Em um estudo explicativo,[13] foram examinadas 158 publicações científicas de autores brasileiros a fim de determinar o quanto obedeciam às diretrizes internacionais e às normas nacionais para condução de pesquisas em seres humanos. Os achados mostraram a necessidade de os trabalhos publicados mais bem informarem a participação efetiva de cada autor, relatarem a fase do projeto, descreverem o local da pesquisa, informarem patrocínio e, no Resumo, indicarem o número total de participantes.

Os *estudos exploratórios* são feitos para buscar conhecimento a respeito de um assunto sobre o qual não existem teorias. É uma verdadeira caça às informações que possam, eventualmente, trazer entendimento sobre um problema, para nelas balizar novos estudos e ajudar a formular hipóteses.

Exemplo 7-9

Há pouca literatura disponível sobre as atitudes de filhos para com os pais que se identificam como transgêneros.[14] Nesse caso, um desenho exploratório faria sentido, pois há pouca literatura para orientar um estudo mais formal.

Todo estudo de caso começa, necessariamente, com a definição do caso a ser estudado. Há diferentes critérios para selecionar o caso; se este for selecionado *não* por ser representativo de outros casos, mas por ser único, dizemos que é um **caso intrínseco**.

Exemplo 7-10

Foi conduzido[15] um estudo de *caso intrínseco* para estudar um *casal de idosos com demência*, com a finalidade de entender o impacto da demência sobre a vida diária deles e de seus parentes.

Se o caso for selecionado por ser "típico", permitindo ao pesquisador estudar mais o fenômeno do que o caso em si, dizemos que é um **caso instrumental**. Se forem estudados vários casos, cuidadosamente selecionados, estamos diante de um caso coletivo ou casos múltiplos.

Exemplo 7-11

Para melhor compreender as representações sobre ensino de estatística, foi conduzido um estudo de *caso instrumental*, entrevistando professores de estatística da Unicamp.[16]

METODOLOGIA CIENTÍFICA PARA A ÁREA DE SAÚDE

Como em toda pesquisa, nos estudos de caso é preciso formular as perguntas que serão respondidas e apresentar, de início, a literatura de apoio. Ainda é importante estabelecer, a princípio, limites de busca, tais como: período coberto pelo estudo, lugar ou espaço geográfico em que serão feitas as observações e evidências que serão coletadas.

Resumo

No estudo observacional (*observational studies*), os participantes são identificados como pertencentes a grupos de estudo e avaliados quanto a resultados biomédicos ou de saúde. Os participantes podem receber intervenções diagnósticas, terapêuticas ou outros tipos de intervenções, mas o investigador não designa os participantes para intervenções ou tratamentos específicos.

No estudo coorte (*cohort study*), um grande grupo de pessoas (coorte) com características definidas é observado para calcular a incidência de uma doença específica, mortalidade por determinada causa ou outro tipo de desfecho.

No estudo coorte prospectivo (*prospective cohort study*), um grande número de pessoas provenientes da mesma população é classificado em dois grupos: um grupo de expostos a um fator que se supõe de risco e outro grupo de não expostos a esse fator. Os grupos são observados durante certo tempo para verificar se a proporção de um dado desfecho é maior em um dos grupos.

No estudo coorte retrospectivo (*retrospective cohort study*), também chamado estudo coorte histórico (*historical cohort study*), um grande número de pessoas provenientes da mesma população é classificado em dois grupos: um grupo de expostos a um fator que se supõe de risco para determinada doença e outro grupo de não expostos a esse fator. Depois, em arquivos ou por meio de questionários, busca-se a proporção de participantes com a doença nos dois grupos para comparação.

No estudo de caso-controle (*case-control study*), um grupo de pessoas doentes (casos) e outro de pessoas sadias (controles) são examinados e questionados para que o pesquisador possa buscar, na diferença de seus históricos, os fatores que predispõem pessoas à doença em estudo.

No estudo transversal (*cross-sectional study*), o pesquisador coleta uma amostra da população e, simultaneamente, levanta dados de duas variáveis – o participante tem ou não uma doença e foi ou não exposto ao fator que se presume de risco – para estudar prevalências.

No estudo de casos, o pesquisador se propõe a apresentar uma situação ou uma condição complexa, porém singular, em profundidade e no contexto da vida real.

8

Medicina Baseada em Evidências

As pesquisas são feitas com amostras retiradas de populações específicas, muito menores que aquelas sobre as quais se quer tirar conclusões. Na maioria das vezes, os participantes de pesquisa proveem de um único hospital, de uma só comunidade ou da população de determinada área da cidade. Mesmo assim, por meio de inferência estatística, generalizam-se os achados dos estudos feitos nesses locais para outras populações (p. ex., para todos os pacientes com as características daqueles incluídos no estudo, e não apenas para aqueles atendidos no hospital em que a pesquisa foi feita).

No entanto, é preciso ter em mente que a história natural de uma doença em determinado local pode diferir de maneira imprevisível da história dessa mesma doença em outro local, devido às diferenças de condições de vida, de características culturais e demográficas e da constituição genética da população. As amplitudes normais de parâmetros clínicos de interesse podem diferir de etnia para etnia, de um grupo de idade para outro, de um sexo para outro, de uma condição social para outra.

É necessário muita cautela para generalizar os resultados obtidos por meio de ensaios controlados e randomizados. Os ensaios são feitos para responder a uma pergunta em condições específicas e limitadas. As informações obtidas em ensaios controlados e randomizados só podem ser generalizadas considerando as condições em que esses ensaios foram conduzidos. Por essa razão, estudos com medicamentos e vacinas são multicêntricos ou multinacionais,

METODOLOGIA CIENTÍFICA PARA A ÁREA DE SAÚDE

isto é, são conduzidos ao mesmo tempo em diversos centros de pesquisa, localizados em regiões ou países diferentes, para ampliar a variabilidade dos participantes.

O que é medicina baseada em evidências?

Medicina baseada em evidências, revisões sistemáticas, metanálises e diretrizes de órgãos governamentais fazem parte do arsenal do conhecimento da Medicina.[1] Hoje se exige do profissional de saúde mais conhecimento do que tradicionalmente se ensinava nas escolas. Todo profissional da área de saúde precisa ter bom conhecimento da língua inglesa e um bom desempenho em computador para ter acesso a bancos de dados, estar a par das diretrizes ditadas por órgãos governamentais, ler a literatura especializada e ter competência para interpretar resultados epidemiológicos e estatísticos.[2]

De acordo com a definição clássica, sempre citada em artigos que tratam o assunto, *medicina baseada em evidência* (*Evidence Based Medicine* – EBM)[3] é o uso explícito, consciente e judicioso da melhor evidência disponível para tomar decisões ao cuidar de um paciente. Significa, portanto, integrar experiência clínica com evidência externa. Experiência clínica é adquirida na prática diária e significa fazer diagnósticos com grande grau de acerto e entender os problemas, as urgências, os direitos e as preferências dos pacientes para a tomada conjunta de decisão. Evidência externa é conseguida por meio da leitura sistemática de artigos científicos de qualidade. Uma definição mais pragmática[4] seria a que se segue, mostrada na Figura 8-1.

Medicina baseada em evidências – integração das melhores evidências de pesquisa disponível com a experiência e o julgamento clínicos, os valores do paciente e as restrições às escolhas diagnósticas e terapêuticas em razão da escassez de recursos.

Capítulo 8. Medicina Baseada em Evidências

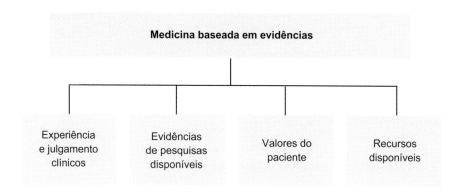

Figura 8-1 Medicina baseada em evidências.

A medicina baseada em evidências exige leitura constante da literatura médica, fazendo sempre avaliação da qualidade metodológica dos estudos.[5] Contudo, é importante considerar que a prática da medicina baseada em evidências é um procedimento que tem como finalidade principal melhorar os cuidados com o paciente. Portanto, os médicos precisam aliar os melhores conhecimentos disponíveis à prática clínica. A leitura não substitui a experiência – apenas agrega informação. É a experiência clínica que mostra como decidir e como usar conhecimentos para cuidar de um dado paciente. No entanto, é preciso rastrear a melhor evidência externa para responder aos desafios que surgem. A prática médica pode ser arriscada se não houver experiência, mas se torna antiquada se não houver constante busca por novos conhecimentos.[3]

Por força de sua lógica, a medicina baseada em evidências permanece como disciplina relativamente jovem, apesar de ter origem antiga, e só agora seus impactos positivos começam a ser mais bem entendidos. No entanto, se é fácil para o profissional da área de saúde entender que deve agregar muita leitura à prática clínica, é difícil julgar e hierarquizar as muitas informações disponíveis na literatura especializada. As dificuldades, aqui, são óbvias. A quantidade de informação na área de saúde está em permanente

METODOLOGIA CIENTÍFICA PARA A ÁREA DE SAÚDE

expansão. Fica, portanto, impossível para um profissional ler, avaliar e apreender todas as informações disponíveis. Mas já há algum consenso: o nível de evidência de uma afirmativa depende do tipo de estudo no qual essa afirmativa se baseia. Como mostra a Figura 8-2, ensaios controlados e randomizados trazem mais evidência do que um relato de caso.[6]

O que é revisão sistemática da literatura?

> *Revisão sistemática da literatura (systematic review)* – processo que abrange diversos procedimentos: pesquisar, selecionar, avaliar, sintetizar, relatar e discutir as evidências sobre um tema específico, com definição clara dos critérios de inclusão dos trabalhos.

Profissionais da área de saúde são incentivados a tomar decisões com base nas informações mais recentes sobre as melhores práticas disponíveis. Contudo, existe hoje uma profusão de informações geradas por estudos individuais metodologicamente falhos, dependentes do tempo e do lugar e até tendenciosos. Além disso, estudos individuais podem chegar a conclusões conflitantes.

É difícil saber quais resultados são mais confiáveis e – mais difícil ainda – saber que resultados devem ser postos em prática. Só as revisões sistemáticas da literatura podem identificar, avaliar e resumir pesquisas sobre um mesmo tema. A combinação de resultados organizada por mãos competentes fornece informação mais confiável e precisa da eficácia de uma intervenção do que um estudo individual.

A revisão sistemática da literatura deve, portanto, transmitir ao leitor o avanço de conhecimentos conseguido por meio de pesquisas relevantes. Novos conhecimentos muitas vezes invalidam formas antes aceitas de diagnóstico e substituem intervenções antigas por outras, mais seguras, mais eficazes.[7]

Capítulo 8. Medicina Baseada em Evidências

Uma revisão da literatura deve, ainda, apontar controvérsias e mostrar onde falta conhecimento.[7] Isso significa que, para fazer uma *revisão sistemática da literatura*, é preciso relatar não apenas os trabalhos que mostram o "estado da arte" no momento, mas fazer também um breve histórico para lembrar ao leitor os primórdios do assunto tratado e as possíveis controvérsias.

No Brasil, candidatos ao título de mestre muitas vezes propõem fazer uma revisão da literatura como dissertação. Isso não está errado: o que está errado é achar que esse trabalho é fácil. Uma boa revisão da literatura exige muita leitura, boa redação e, sobretudo, bom conhecimento na área específica do tema, além de competência para discutir e criticar – técnicas que alunos que fazem seu primeiro trabalho ainda não adquiriram. De qualquer maneira, é preciso deixar claro que revisão sistemática da literatura *não é* simples compilação, mesmo que organizada, de resumos de artigos.

A intenção de quem escreve uma revisão sistemática da literatura é produzir informação confiável para aqueles que precisam tomar decisão.[8] Editores de revistas especializadas encomendam revisões para profissionais de reconhecida competência, porque elas são a chave para estabelecer evidências. As revisões são, portanto, vitais para que tomadores de decisão possam gerenciar a vasta quantidade de pesquisas existentes.

Existe uma rede social (*network*) de profissionais de saúde, pesquisadores, pacientes e advogados que buscam tornar útil a evidência gerada por meio de pesquisa. É a Colaboração Cochrane (Cochrane Collaboration), uma organização internacional sem fins lucrativos, dedicada a preparar, manter e promover a acessibilidade de revisões sistemáticas sobre os efeitos das intervenções de saúde. De acordo com o *site* da organização, a Colaboração Cochrane tem a "visão de um mundo com mais saúde, em que decisões sobre saúde e cuidados com a saúde são esclarecidos por

METODOLOGIA CIENTÍFICA PARA A ÁREA DE SAÚDE

evidência obtida em pesquisas de alta qualidade, relevantes e atualizadas". Existe um Centro Cochrane do Brasil, que funciona na Universidade Federal de São Paulo (UNIFESP). Lá estão disponíveis muitas informações para profissionais interessados na área de saúde.[9]

O *Manual Cochrane para Revisões Sistemáticas de Intervenções*[10] traz um guia para quem quer proceder a uma revisão sistemática sobre intervenções em saúde. Expõe métodos para o planejamento de uma revisão, pesquisa e seleção de estudos, coleta de dados, avaliação de risco de viés, análise estatística e interpretação de resultados. Também traz tópicos para a revisão de temas mais especializados (estudos não randomizados, efeitos adversos, intervenções complexas, equidade, economia, resultados relatados pelo paciente, dados individuais do paciente, metanálise e pesquisa qualitativa).

Usando o *Manual Cochrane para Desenvolvimento de Revisões Sistemáticas de Intervenção*, foi conduzido um estudo descritivo,[5] em que se utilizou como fonte de informação a versão 5.1.0 (*Cochrane Handbook*). Nesse estudo, foi descrita e detalhada a ferramenta utilizada para avaliação do risco de viés em ensaios clínicos randomizados a serem utilizados em revisões sistemáticas.

É fato que uma revisão sistemática da literatura deve responder a uma pergunta utilizando métodos sistemáticos e explícitos para identificar, selecionar e avaliar pesquisas relevantes. E é recomendável obedecer às normas internacionais que recomendam seguir um roteiro.[11] Um desses roteiros é o PRISMA, um conjunto de itens que devem ser atendidos tanto para escrever quanto para ler uma revisão sistemática da literatura. O foco do PRISMA são as revisões de ensaios clínicos controlados randomizados, mas esse roteiro também pode ser usado para relatar revisões de outros tipos de pesquisa. As definições adotadas pelo PRISMA são as definições usadas pela Colaboração Cochrane.[12]

Capítulo 8. Medicina Baseada em Evidências

Para facilitar, os autores construíram uma folha de verificação (*checklist*) e um fluxograma. O fluxograma está na Figura 8-2, e a folha de verificação, onde constam os itens expostos em seguida, nos Apêndices.

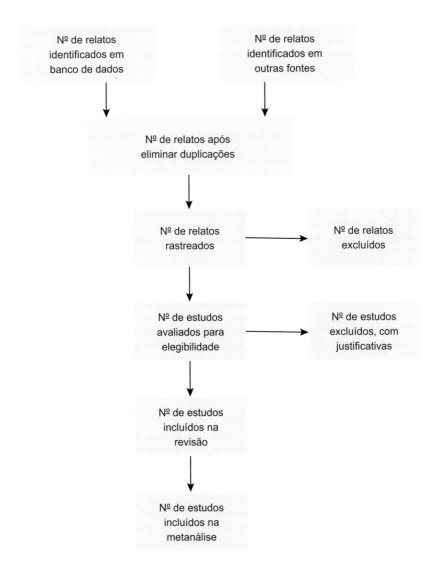

Figura 8-2 Fluxograma PRISMA.[13]

METODOLOGIA CIENTÍFICA PARA A ÁREA DE SAÚDE

O que é metanálise?

Metanálise (*meta-analysis*) – significa "análise das análises". É a técnica estatística de incorporar, por meio de uma análise, os resultados das análises estatísticas de diversos estudos.

Para fazer uma metanálise, primeiro são levantados os trabalhos relevantes sobre o assunto que se quer analisar. Alguns analistas adotam o critério de pedir, a todo primeiro autor de bons trabalhos na área, quaisquer outros trabalhos que tenha escrito, mesmo que não tenham sido publicados. A ideia é a de que a inclusão de trabalhos não publicados possa reduzir o potencial de viés, devido à preferência dos editores por significância estatística.

Reunidos os artigos, passa-se ao segundo passo, que é a avaliação da qualidade. Essa avaliação deve ser feita por pelo menos dois pesquisadores independentes, usando folhas de verificação previamente organizadas. Os estudos devem ser confrontados para estabelecer se eles não diferem muito quanto ao delineamento, ao tamanho da amostra, à população estudada, ou seja, para determinar se são combináveis. Os avaliadores examinam cuidadosamente os artigos selecionados porque a validade da metanálise depende da similaridade deles. As discordâncias entre avaliadores são resolvidas por consenso.

Exemplo 8-1

Em um estudo[14] em que se fez a aplicação do método da metanálise, foram utilizados dados provenientes de estudos de bioequivalência de medicamentos genéricos e similares, aprovados e registrados pela ANVISA, sob as seguintes condições: a) número similar de voluntários em todos os estudos; b) mesmo delineamento (*crossover* 2 × 2 com duas formulações, referência e teste); c) medicamentos cujos parâmetros de biodisponibilidade estivessem dentro dos limites aceitos pela ANVISA.

Capítulo 8. Medicina Baseada em Evidências

Escolhidos os artigos que passaram pelo critério de qualidade e podem ser combinados, realiza-se a terceira fase, em que, por análise estatística, reúnem-se os resultados dos estudos individuais. Uma metanálise é a melhor maneira de produzir evidência de relação causal entre uma intervenção e um desfecho. É importante considerar que uma metanálise pode ser feita ou não em uma revisão sistemática da literatura. No entanto, se os estudos incluídos na revisão não forem similares, a metanálise não pode ser aplicada.

Normalmente, apenas ensaios controlados randomizados e estudos prospectivos são considerados para uma metanálise. Outros tipos de estudo, embora eventualmente possam ser incluídos, são considerados menos adequados.[15] Isso porque diferentes delineamentos proporcionam diferentes níveis de evidência de causa e efeito. Veja a Figura 8-3.

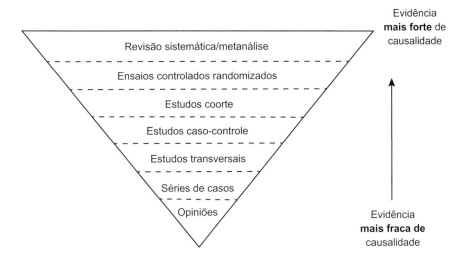

Figura 8-3 Hierarquia da evidência.[6]

Os ensaios clínicos controlados e randomizados são mais eficazes na avaliação de tratamentos de doenças agudas. Há muitas

METODOLOGIA CIENTÍFICA PARA A ÁREA DE SAÚDE

limitações para se conduzir um ensaio clínico no caso de doenças crônicas. Os ensaios clínicos são, necessariamente, de curta duração, o que nem sempre permite a observação de desfechos clinicamente importantes.[16] Sempre há muitas variáveis de confusão, porque os voluntários nem sempre são homogêneos. De qualquer forma, os ensaios clínicos controlados randomizados multicêntricos constituem, sem dúvida, o "padrão-ouro" para *combinar os resultados de intervenções* em uma metanálise. No caso de drogas, são feitas mais exigências para ter *evidência substancial*, que define como a evidência obtida de investigação adequada e bem controlada. Veja o Exemplo 8-2.

Exemplo 8-2

Em um estudo[14] em que se fez a aplicação do método da metanálise, foram utilizados dados provenientes de estudos de bioequivalência de medicamentos genéricos e similares, aprovados e registrados pela ANVISA. O protocolo para seleção de estudos para compor a metanálise foi desenvolvido previamente, com o objetivo de padronizar os métodos de inclusão/exclusão de estudos objetos de análise. Estava dividido em três partes: a primeira, com o objetivo de filtrar os estudos; a segunda, para verificar a disponibilidade e a adequação dos estudos; e a terceira, para checar os critérios estatísticos, ou seja, se os dados eram compatíveis para análise do ponto de vista do tipo de delineamento, do tamanho da amostra, da população, entre outros.

É difícil fazer uma metanálise. No entanto, conclusões obtidas com base em uma série de bons trabalhos de pesquisa submetidos à análise estatística trazem respostas objetivas a questões difíceis, e merecem, portanto, o devido crédito. Mesmo assim, evidências obtidas de metanálise mostram, muitas vezes, notórias discrepâncias com as recomendações feitas por especialistas. Algumas das causas

Capítulo 8. Medicina Baseada em Evidências

que poderiam explicar a falta de concordância entre resultado de metanálise e recomendações dos especialistas são:[17]

- Grande quantidade de ensaios clínicos
- Pouca ou nenhuma familiaridade com a metanálise
- Confiança na própria experiência
- Disponibilidade da droga no mercado.

Como são escolhidos os trabalhos que devem ser revistos?

As revisões bibliográficas tradicionais apresentadas no Brasil incluem, em geral, artigos publicados em revistas internacionais conhecidas; artigos publicados em revistas nacionais da área; trabalhos apresentados em congressos nacionais que publicam anais ou nos quais o autor da revisão esteve presente; referências a livros da área e referências a teses e dissertações de autores da instituição onde o autor trabalha ou fez a revisão. Atualmente, a busca de informação para uma revisão bibliográfica é feita principalmente *on-line*, embora frequentar bibliotecas e livrarias deva ser um hábito de todo pesquisador.

A inclusão de teses e dissertações nas revisões bibliográficas e, mais raramente, de manuscritos não publicados pode aumentar a probabilidade de surgirem resultados que não estão de acordo com as ideias prevalentes sobre o assunto. Isso porque existe certa tendência, por parte tanto dos pesquisadores como dos editores, de dar maior atenção aos resultados estatisticamente significantes e que não contradigam o conhecimento estabelecido.

Ainda, todo pesquisador que pretenda fazer uma revisão bibliográfica precisa estar alerta para o fato de o *status* da publicação refletir diferenças reais na qualidade metodológica, que podem ter produzido as diferenças nos resultados encontrados.

Então, é importante buscar informações na Biblioteca Virtual do Portal de Periódicos da Coordenação de Aperfeiçoamento de

METODOLOGIA CIENTÍFICA PARA A ÁREA DE SAÚDE

Pessoal de Nível Superior (CAPES). A CAPES é uma fundação vinculada ao Ministério da Educação (MEC) que atua na expansão e consolidação da pós-graduação *stricto sensu* em todos os estados brasileiros. O Qualis Periódicos da CAPES[18] faz a classificação da produção científica dos programas de pós-graduação brasileiros. Uma lista de periódicos com a respectiva classificação é disponibilizada na Plataforma Sucupira. Pode ser acessada por quem deseja conhecer a classificação, que vai de A1, a mais alta, até C, a mais baixa (A1, A2, B1, B2, B3, B4, B5, C).[19] O Portal de Periódicos da CAPES disponibiliza quatro opções de busca rápida aos usuários, permitindo diversas possibilidades de consulta ao conteúdo do acervo. Para resultados mais específicos, o usuário pode utilizar a busca avançada, disponível na opção Buscar Assunto.

A Biblioteca Virtual da Saúde[20] (BVS) utiliza o vocabulário Descritores em Ciências da Saúde (DeCS) para indexar os assuntos, facilitar a pesquisa e a recuperação dos documentos disponíveis nas fontes de informação que fazem parte da BVS, como LILACS e MEDLINE.

Alguns autores, no entanto, empregam descritores que não constam do catálogo. Na dúvida sobre quais termos utilizar na pesquisa, é recomendável consultar as palavras-chave no DeCS ou buscar auxílio com bibliotecários, que são as pessoas mais capacitadas para dar ajuda e informação técnica. De qualquer modo, um problema permanece: para fazer uma revisão da literatura, ainda há autores que selecionam os trabalhos que lhes parecem mais importantes, sem explicitar os critérios de seleção.

Se houver esse viés, as revisões ficam incompletas e seletivas em relação aos dados que referenciam. E há autores de revisões que são francamente opiniáticos e não referenciam artigos de desafetos ou de outros grupos de pesquisa, que não o deles próprios. Por essas razões, os estatísticos consideram hoje que a revisão de literatura, tal como feita tradicionalmente, não dá fundamentação sólida para a tomada de decisão. Na opinião de um dos autores[21] que escreveu sobre o assunto, os principais problemas na revisão tradicional da literatura são:

- Inclusão seletiva de trabalhos, bascada na visão de qualidade do revisor, que, em geral, não especifica os próprios critérios
- Ponderação subjetiva dos trabalhos na discussão
- Falta de exame das características dos estudos que poderiam, eventualmente, explicar resultados consistentes ou discrepantes
- Falha no exame de variáveis intervenientes.

Como se julga a qualidade de um estudo clínico?

Para avaliar um estudo clínico, não bastam conhecimentos na área. É importante que o trabalho seja avaliado à luz de conhecimentos de metodologia científica e de estatística. É verdade que a estatística está se tornando cada vez mais complexa e é difícil, para um profissional da área de saúde, dominar todo o conhecimento da sua área de trabalho, acrescido de conhecimentos avançados de estatística.

No entanto, existem *folhas de verificação* (*checklist*) que indicam o que pode ser julgado, em termos de planejamento e da condução de pesquisas na área de saúde. Essas folhas de verificação, feitas pelas equipes de editoração das revistas especializadas, estão disponíveis para revisores. O Grupo CONSORT[22] deu excelente contribuição a fim de melhorar relatos de pesquisa de profissionais como médicos, dentistas, fisioterapeutas, enfermeiros, nutricionistas e, com isso, melhorar a qualidade da informação usada na tomada de decisão em saúde, conforme relatado no Capítulo 5, *Ensaios Randomizados: Trabalhando os Dados*.

A folha de verificação apresentada aqui foi construída com base em várias dessas folhas de verificação, muitas disponíveis *on-line*. Não é exaustiva, mas pode ajudar.

METODOLOGIA CIENTÍFICA PARA A ÁREA DE SAÚDE

1. O projeto foi aprovado pelo(s) Comitê(s) de Ética em Pesquisa onde o estudo foi realizado?
2. O objetivo do estudo está escrito de forma clara e compreensível?
3. A revisão da literatura dá suporte ao objetivo proposto?
4. O método do estudo está bem descrito?
5. O método proposto para conduzir o estudo é adequado para alcançar o objetivo?
6. Há descrição do local onde os participantes foram recrutados e a maneira como isso foi feito?
7. Os critérios de inclusão e exclusão estão suficientemente descritos?
8. Foi dado o critério para a escolha do tamanho da amostra?
9. É dado o tempo de estudo e de seguimento dos participantes?
10. Os grupos em comparação são equivalentes?
11. Foram apresentados dados coletados na linha de base?
12. Está claramente explicada a forma de medir o desfecho?
13. A taxa de respostas foi adequada?
14. Os procedimentos de estatística estão suficientemente descritos?
15. A análise estatística é a mais indicada?
16. As conclusões estão de acordo com os resultados da análise estatística?
17. Os objetivos foram alcançados?

No caso de ensaios clínicos, acrescentar as questões:

1. As intervenções feitas estão bem descritas?
2. Foi feita randomização?
3. A técnica de randomização está descrita?
4. Os fatores de prognóstico foram considerados na randomização?
5. O ensaio tem algum tipo de cegamento?
6. São dadas as situações que determinariam a suspensão do ensaio?
7. O ensaio pode ser repetido?

Ainda, o Comitê Internacional de Editores de Revistas Médicas (*International Committee of Medical Journals Editors* – ICMJE)

Capítulo 8. Medicina Baseada em Evidências

estabeleceu um conjunto mínimo de requisitos para iniciar um ensaio clínico e para relatá-lo, evidenciando preocupação com questões de ética. A folha de verificação elaborada pelo ICMJE está apresentada nos Apêndices.[23]

É especialmente importante que profissionais da área específica em que a pesquisa se enquadra discutam o desfecho primário de um ensaio, que deve ser definido de maneira operacional. Nos casos em que a forma de medir estiver internacionalmente consagrada (como é o caso do uso da balança para medir massa), não é necessário dar muitas explicações; contudo, se a maneira de medir a variável for discutível ou estiver em plena discussão (como acontece com expressões de dor), é essencial explicar como foram feitas as medidas. As conclusões do ensaio são válidas levando em conta o modo como foi medido o desfecho.

E será que o desfecho fornece, realmente, informação sobre o que está em estudo? Algumas vezes, a medida feita não mede exatamente o que o pesquisador quer analisar. Por exemplo, até que ponto batimentos acelerados do coração e transpiração palmar medem ansiedade? Se o pesquisador mediu transpiração palmar, as conclusões são válidas para essa variável, que pode até ser usada como indicador de ansiedade, mas nunca como "medida" de ansiedade.

Estudos que propõem formas de medir uma variável ou que comparam diversas formas de medir a mesma variável devem permanecer válidos quando aplicados a outras populações. Mais especificamente, dois métodos diferentes de medir uma mesma variável que se revelarem similares em determinado local (p. ex., São Paulo) provavelmente darão resultados similares em outros locais (p. ex., Fortaleza).

Culturas de células e estudos com animais são importantíssimos para a pesquisa clínica, mas a *transposição direta* do resultado em laboratório para a clínica causa decepções.[24] Mais especificamente, experimentos *in vitro* ou com ratos de laboratório são indicadores do que pode acontecer e, certamente, dão a direção das hipóteses; no entanto, para saber o que acontece com seres humanos, é preciso experimentar em seres humanos.

METODOLOGIA CIENTÍFICA PARA A ÁREA DE SAÚDE

Também é importante descrever as intervenções com precisão. Por exemplo, a informação "exercícios físicos regulares" é imprecisa: não especifica que tipo de exercício, regularidade etc.; e é possível que os experimentos padeçam de falta de realismo. Contudo, alguns experimentos feitos com pessoas também são artificiais.

Exemplo 8-3

Em 1971, o psicólogo Philip Zimbardo *et al.* resolveram conduzir um experimento para analisar o impacto que uma pessoa sofre ao se tornar um prisioneiro ou guarda prisional.[25] Os pesquisadores, então, construíram uma falsa prisão no porão do prédio do Departamento de Psicologia da Universidade de Stanford. Selecionaram 24 alunos de graduação para os papéis de prisioneiros ou de guardas. Os papéis foram distribuídos aleatoriamente. Os participantes não tinham antecedentes criminais, não tinham problemas de saúde física ou mental. Os "prisioneiros" ficaram confinados 24 horas por dia, em celas pequenas, em grupos de três. Os "guardas" trabalhavam em equipes de três, com turnos de 8 horas e, depois de cada turno, eram autorizados a voltar para suas casas até o próximo turno. Os pesquisadores observaram o comportamento de "prisioneiros" e "guardas" utilizando câmeras e microfones escondidos.

O Experimento da Prisão de Stanford deveria durar 14 dias, mas foi interrompido depois de apenas 6 dias devido ao que estava acontecendo com os alunos participantes. Os "guardas" se tornaram abusivos, e os "prisioneiros" começaram a mostrar sinais de estresse e ansiedade extrema.

De acordo com Zimbardo *et al.*, o Experimento da Prisão de Stanford demonstra o papel poderoso que a situação pode ter no comportamento humano. Como os "guardas" foram colocados em posição de poder, começaram a se comportar de maneira que normalmente não atuariam em suas vidas cotidianas ou em outras situações. Os "prisioneiros", colocados em uma situação sem nenhum controle real, tornaram-se passivos e deprimidos. O Experimento da Prisão de Stanford é frequentemente citado como um exemplo de pesquisa antiética. De qualquer modo, é artificial, porque os "prisioneiros" puderam se revoltar e depois sair; no entanto, na vida real, a revolta de presos na maioria das vezes desencadeia métodos hediondos de contenção.

O que é pesquisa documental?

Pesquisa documental (documentary research) – faz uso de documentos de arquivo como material de informação, ou seja, dados estatísticos, registros oficiais, pronunciamentos de governos, diários, imagens.

Documentos de arquivo – registros de informações produzidas, recebidas e mantidas por um órgão público ou empresa privada no exercício de suas atividades.

Os documentos de arquivos de órgãos e entidades da Administração Pública são *documentos públicos* e podem ser usados por pesquisadores. Documentos arquivados por instituições privadas, como hospitais, clínicas, empresas de planos de saúde e serviços de saúde particulares, são para uso da própria instituição, mas podem, em princípio, ser usados por pesquisadores desde que o projeto de pesquisa seja aprovado pela instituição.

Os documentos podem estar escritos em papel ou em suporte magnético ou óptico. Não é raro que os administradores de instituições que arquivam documentos desconheçam o possível uso ou até mesmo a existência de algum tipo de dado que lá é coletado.

A pesquisa documental é muito utilizada nas ciências sociais[26] e, às vezes, é confundida com revisão da literatura.[27] A diferença está na natureza das fontes: a revisão da literatura avalia as contribuições de outros pesquisadores sobre determinado tema, enquanto a pesquisa documental busca documentos de arquivo – não em artigos científicos publicados em revistas especializadas.

Resumo

Medicina baseada em evidências é a integração das melhores evidências de pesquisa disponível com a experiência e o julgamento clínicos, os valores do paciente e as restrições às escolhas diagnósticas e terapêuticas em razão da escassez de recursos.

METODOLOGIA CIENTÍFICA PARA A ÁREA DE SAÚDE

Revisão sistemática da literatura (*systematic review*) é um processo que abrange diversos procedimentos: pesquisar, selecionar, avaliar, sintetizar, relatar e discutir as evidências sobre um tema específico, com definição clara dos critérios de inclusão dos trabalhos.

Metanálise (*meta-analysis*) significa "análise das análises". É a técnica estatística de incorporar, por meio de uma análise, os resultados das análises estatísticas de diversos estudos.

Pesquisa documental (*documentary research*) é aquela que faz uso de documentos de arquivo como material de informação, ou seja, dados estatísticos, registros oficiais, pronunciamentos de governos, diários, imagens.

Documentos de arquivo são registros de informações produzidas, recebidas e mantidas por um órgão público ou empresa privada no exercício de suas atividades.

9

Estatística: Mito e Realidade

Para quem busca conhecimento científico, não basta a informação de que alguns pacientes em determinada condição melhoraram quando submetidos a certo tratamento: é preciso informar o melhor tratamento para *todos* os pacientes nessa condição. No entanto, a informação sobre o melhor tratamento é obtida por meio de pesquisas – e os pesquisadores trabalham com amostras (alguns pacientes). Será que o pesquisador tem o direito de transferir o resultado obtido com seus pacientes para outros pacientes? Ou seja, o pesquisador tem o direito de fazer inferência? O pesquisador pode fazer inferência estatística se tiver boas hipóteses, bons dados e um teste estatístico adequado; no entanto, *é necessário* ter bons dados. Não existe teste estatístico que compense a falta de qualidade dos dados. Aliás, nesses casos, o teste estatístico apenas confere um ar espúrio de respeitabilidade, nada mais. Por outro lado, se os dados são bons, embora o teste não elimine a probabilidade de erro inerente a toda inferência, fornece o p-valor (valor de probabilidade) que permite decidir se existe evidência suficiente para rejeitar uma dada hipótese. É para isto que serve o método estatístico: para possibilitar ao pesquisador um julgamento objetivo, dentro de uma margem de erro conhecida.

Teste estatístico é prova?

A expressão *estatisticamente significante* parece bastante científica, mesmo quando desprovida de sentido. No entanto, essa expressão

METODOLOGIA CIENTÍFICA PARA A ÁREA DE SAÚDE

apenas informa o leitor que um teste estatístico, feito com os dados coletados da maneira apresentada no trabalho, rejeitou uma hipótese. Então, a expressão *estatisticamente significante* deve merecer o interesse do leitor somente se as hipóteses em teste forem procedentes, os dados forem bons e o teste estatístico aplicado for adequado. As hipóteses colocadas em teste são propostas pelo pesquisador da área, que conhece o assunto. A coleta de dados depende não apenas do profissional da área que sabe fazer as medições, mas também de um bom delineamento do ensaio. O teste estatístico é função dos profissionais de área, que precisam também assessorar o pesquisador na interpretação dos resultados dos testes. As conclusões do trabalho são responsabilidade do pesquisador.

Vamos apresentar aqui um exemplo simples que mostra que se pode chegar a uma conclusão errada quando o ensaio não é bem planejado.

Exemplo 9-1

Uma pessoa garante que, quando joga um dado, usa força mental para fazer aparecer a face que lhe interessa. Para testar essa afirmativa, foram feitos dois experimentos.

• Primeiro experimento

Pediu-se à pessoa que lançasse um dado 720 vezes e usasse sua força mental para fazer ocorrer a face "seis". Essa face apareceu 143 vezes. Como a probabilidade de ocorrer "seis" no jogo de dados é 1/6, em 720 lançamentos espera-se que ocorra a face "6" 120 vezes. A diferença entre o valor observado (143) e o valor esperado (120) é

$$143 - 120 = 23$$

significante no nível de 5%.[1] Seria lógico concluir que a pessoa, muito provavelmente, tem força mental para influenciar o resultado do jogo de dados? Veja o outro experimento.

(continua)

> **Exemplo 9-1** *(continuação)*
>
> - Segundo experimento
>
> Para testar essa afirmativa de que uma pessoa usa força mental para fazer aparecer a face que lhe interessa no jogo de um dado, foi feito um experimento. Pediu-se à pessoa que lançasse um dado 720 vezes e usasse sua força mental para fazer ocorrer "um" nas 120 primeiras jogadas, "dois" nas 120 seguintes e assim por diante, até "seis". Se, para qualquer número que fosse tentado, a face "seis" ocorrer mais vezes do que o esperado (1/6), é lógico concluir que a causa da diferença é o fato de o dado ser viciado.

O que significa *p*-valor?

A grande maioria dos trabalhos em ciência experimental tem como objetivo verificar o efeito de uma intervenção ou as diferenças entre os efeitos de diversas intervenções. Diante da questão: "Esta vacina protege contra esta doença?", quer se busque a resposta na literatura, quer se conduza um ensaio, a estatística certamente fará parte da resposta. Isso porque é por meio de análise estatística que se chega à *diferença estatisticamente significante*, que permite ao pesquisador tomar decisão em condições de incerteza. Veja um exemplo.

Um pesquisador quer testar um novo medicamento para diminuir a duração do resfriado comum. Para isso, delineia um ensaio clínico placebo controlado e randomizado, com duplo cegamento. O desfecho é a duração do resfriado. Inscrevem-se para o ensaio 232 voluntários, mas apenas 200 passam pelo critério de inclusão, que era, evidentemente, uma pessoa com resfriado. É feita a randomização: 100 pacientes são designados para o braço experimental, e os outros 100 para o braço comparador com placebo. Os pacientes são examinados 2 vezes/dia para registrar o tempo de duração dos resfriados de cada um. Porém, resfriados não têm a mesma duração em todas as pessoas: algumas têm resfriados com duração mais longa, outras com duração mais curta. De qualquer forma,

METODOLOGIA CIENTÍFICA PARA A ÁREA DE SAÚDE

terminado o experimento, nos 100 pacientes do braço experimental, os resfriados perduraram em média 2 dias a menos que nos pacientes do braço comparador com placebo. O novo medicamento diminui a duração de um resfriado comum?

A resposta é dada por um *teste de hipóteses*, também conhecido como *teste de significância*. Aplicando o teste, é respondida a pergunta: "Se o novo medicamento *não* tem efeito, qual é a probabilidade de o ensaio chegar a um resultado igual, ou mais extremo do que o obtido?" É possível calcular essa probabilidade. Para isso, é preciso formalizar a *hipótese da nulidade* (H_0), que pode ser escrita como segue:

H_0: o novo medicamento não tem efeito.

Considerando *verdadeira a hipótese da nulidade*, calcula-se a probabilidade de serem obtidos resultados iguais, ou mais extremos, que os obtidos. É o que se chama *p*-valor. Um *p*-valor muito pequeno tanto pode significar que 1) *o novo medicamento tem efeito*, logo a hipótese de nulidade deve ser rejeitada, como 2) o resultado obtido ocorreu *por acaso*, ou seja, *o novo medicamento não tem efeito*, fato extremamente improvável (o *p*-valor).

É importante entender: o *p*-valor não mede "*quão certo o pesquisador está*" nem mede "*quão importante* é a diferença encontrada". O *p*-valor mede a probabilidade de o pesquisador *errar dizendo que um* novo medicamento *tem efeito quando não tem*.

Os pesquisadores querem um *p*-valor pequeno – para mostrar que a intervenção que propõem muito provavelmente tem efeito. Quão pequeno deve ser o *p*-valor para que se rejeite a hipótese da nulidade? Se *p-valor for menor que* 0,05, a regra é dizer que o efeito do novo medicamento é estatisticamente significante. A escolha do valor 0,05 de probabilidade não tem qualquer razão matemática; é apenas um valor que se tornou convencional depois de décadas e décadas de uso.

Vamos pensar mais um pouco: se o pesquisador tivesse testado o novo medicamento em uma única pessoa, o fato de ela ter um resfriado de curta duração não provaria nada. No entanto, se o pesquisador tivesse testado o novo medicamento em dez mil pessoas, seria razoável acreditar que o novo medicamento realmente diminui a duração de um resfriado se as pessoas que receberam o novo medicamento tivessem tido resfriados com duração significantemente menor que os controles.

Parece razoável concluir: o p-valor depende do tamanho da amostra e do tamanho do efeito. Portanto, o p-valor tem limitações. Um p-valor pequeno pode ser obtido quando o efeito de um novo medicamento é dramático, mas também pode ser obtido se o efeito for pequeno, desde que o delineamento do ensaio seja adequado e a amostra seja grande. Em resumo, significância estatística não quer dizer resultado clinicamente importante. Por outro lado, um efeito real pode passar despercebido porque os dados são dispersos e o ensaio foi mal delineado e mal conduzido. Então, p-valor pequeno não confere validade a um trabalho. Um trabalho só é valido se for válido por inteiro.

Estatisticamente significante *versus* clinicamente importante

É amplamente reconhecida a não equivalência dos termos *significância estatística* e *importância clínica*.[2] Assim, por exemplo, a informação de que a diferença entre o braço experimental e o braço comparador é "estatisticamente significante" não implica a informação de que essa diferença é "clinicamente importante". Por "estatisticamente significante" deve-se entender apenas que a diferença observada não é casual. A importância da diferença em termos clínicos não pode ser julgada por estatística: é da competência exclusiva dos profissionais da área em que a pesquisa se enquadra. Significância estatística quantifica a probabilidade de o resultado de um ensaio ser devido ao acaso. Significância clínica refere-se à

METODOLOGIA CIENTÍFICA PARA A ÁREA DE SAÚDE

magnitude do efeito clínico do tratamento na prática médica. É, portanto, o "tamanho do efeito da intervenção" que determinará se o resultado obtido no ensaio poderá impactar a prática médica. O problema é que – embora existam valores estabelecidos e tradicionalmente aceitos para testes de significância estatística – isso não existe para avaliar a significância clínica.[3] Na maioria das vezes, é o julgamento do clínico (e do paciente) que decide se um resultado é clinicamente significativo ou não.

Atualmente, para relatar ensaios randomizados de grupos paralelos, a maioria dos periódicos adota os Enunciados CONSORT, que enfatizam a necessidade de relatar a estimativa do efeito da intervenção e sua precisão (como intervalo de 95% de confiança), para cada desfecho primário e secundário. Isso é ótimo, porque assim os leitores podem interpretar os resultados do ensaio observando o tamanho do efeito da intervenção e seu intervalo de confiança – e considerar a significância clínica, e não se basear apenas em p-valores (significância estatística).

A significância do teste estatístico depende muito do tamanho da amostra do ensaio; com amostras grandes, pequenos efeitos da intervenção (que seriam futilidade médica) podem parecer estatisticamente significantes. Se a amostra for grande, o leitor deve avaliar criteriosamente se a significância do teste estatístico é clinicamente importante. Um estudo publicado no *Journal of Clinical Oncology* comparou a sobrevida de 569 pacientes com câncer de pâncreas avançado que foram randomizados para receber erlotinibe associada à gencitabina *versus* gencitabina isolada.[4] A sobrevida foi, em média, significantemente maior no braço de erlotinibe associada à gencitabina (6,24 meses *versus* 5,91 meses, p-valor = 0,038 < 0,05). No entanto, a maioria dos oncologistas concordaria que a diferença das médias – meros 10 dias – é uma "melhora" clinicamente irrelevante, especialmente quando aos dez dias de sobrevida se acrescentam maior toxicidade dos fármacos combinados e maior custo.

Capítulo 9. Estatística: Mito e Realidade

Porém, cabe aqui um alerta: se o ensaio foi conduzido de maneira correta, uma diferença estatisticamente significante, mesmo que não seja sentida na prática clínica, deve ser analisada com cuidado: afinal, foi detectado que a intervenção experimental tem, muito provavelmente, efeito sobre o desfecho. Só vários ensaios e uma metanálise poderiam dirimir as dúvidas.

E vale perguntar: é possível não se detectar diferenças estatisticamente significantes entre os braços de um ensaio, supondo que exista diferença entre eles? Essa possibilidade realmente existe e a explicação plausível é a de que a diferença, percebida na prática clínica, existe, mas o ensaio foi muito pequeno para detectá-la (p. ex., um ensaio com 10 voluntários por braço é pequeno) ou mal delineado, isto é, existe grande variabilidade entre os participantes da pesquisa, que não foi controlada (p. ex., foi feito um ensaio clínico com *randomização simples*, quando deveria ter sido feita *randomização estratificada*). Daí a importância dos Enunciados CONSORT, que investigam detalhadamente todo o delineamento do ensaio.

O que são resultados negativos?

Nos últimos anos, tem sido dada maior atenção ao viés de publicação. Mesmo assim, artigos em que a hipótese de nulidade não é rejeitada têm *menor* probabilidade de serem publicados do que aqueles que favorecem determinada intervenção.[5] Os ensaios clínicos controlados e randomizados que não mostram uma diferença significante entre os tratamentos comparados são frequentemente chamados de "negativos". Esse termo implica, erroneamente, a conclusão de que o ensaio mostrou que não há diferença entre os braços do ensaio. No entanto, o termo apenas expõe a ausência de evidência de diferença. Essas são afirmações bem diferentes. Interpretar todos esses estudos "negativos" como evidências da ineficácia de novos tratamentos é claramente errado e temerário. O termo "negativo" não deve ser usado nesse contexto.[2] O que deve ser pensado é no tamanho das amostras desses ensaios. Elas podem ser pequenas demais para conferir poder estatístico ao teste.

> Alguns revisores podem não entender que um pequeno ensaio, cujos resultados não sejam estatisticamente significantes, não é, necessariamente, um ensaio negativo no sentido de que sugere que o tratamento não funciona. Por outro lado, pode ser que alguns especialistas adotem sempre uma atitude conservadora em relação aos pequenos ensaios, mesmo que tenham mostrado resultados estatisticamente significantes, esperando a publicação de grandes ensaios.

Comentários finais

A literatura recente na área de saúde traz grande quantidade de análise de dados, com metodologia e técnicas de análise cada vez mais complexas. É verdade que o pesquisador que trabalha com dados numéricos pode optar por estatísticas simples (apresentação tabular e gráfica de dados, cálculo de médias e proporções) que levam a respostas simples. No entanto, as estatísticas que precisam de ajuda profissional (análise de variância, de regressão, multivariada e de sobrevivência) oferecem maior possibilidade de discussão. A análise estatística, entretanto, apenas faz sentido se o delineamento do estudo clínico estiver correto, com hipóteses bem formuladas. Portanto, todo pesquisador precisa de treinamento em metodologia científica.

Referências Bibliográficas

Capítulo 1

1. Sackett DL et al. Evidence based medicine: what it is and what it isn't. BMJ. 1996;312(7023):71-2.
2. Agency for Healthcare Research and Quality. AHRQ Annual Report on Research and Management [online]. Disponível em: http://www.ahrq.gov/about/annrpt04/.2004. Acesso em: 27/04/2020.
3. É importante não confundir pesquisa qualitativa e pesquisa quantitativa, que são métodos de pesquisa, com variáveis qualitativas e variáveis quantitativas, que são tipos de variáveis.
4. Minayo MS, Sanches O. Quantitativo-qualitativo: oposição ou complementaridade? Cad. Saúde Públ. Rio de Janeiro. 1993;9(3): 239-62. Disponível em: http://www.scielo.br/pdf/csp/v9n3/02.pdf. Acesso em: 10/10/2013.
5. Flick U. Uma introdução à pesquisa qualitativa. Tradução de Joice Elias Costa. 3ª ed. Porto Alegre: Artmed; 2009:41.
6. Newman I, Ridenour C. "Qualitative-Quantitative Research Methodology: Exploring the Interactive Continuum" Educational Leadership Faculty Publications. 122. Disponível em: http://ecommons.udayton.edu/eda_fac_pub/122/. Acesso em: 08/07/2020.
7. Brasil. Presidência da República. Casa Civil. Subchefia para Assuntos Jurídicos. Decreto nº 93.933, de 14 de janeiro de 1987. Dispõe sobre a organização e atribuições do Conselho Nacional de Saúde, e dá outras providências. Diário Oficial da União, seção 1, Brasília, DF, p. 713, 15 jan. 1987. Disponível em: https://legislacao.presidencia.gov.br/atos/?tipo=DEC&numero=93933&ano=1987&ato=59dQTS610MBpWT9f7. Acesso em: 26/06/2020.

8. Brasil. Decreto nº 8.077, de 14 de agosto de 2013. Regulamenta as condições para o funcionamento de empresas sujeitas ao licenciamento sanitário, e o registro, controle e monitoramento, no âmbito da vigilância sanitária, dos produtos de que trata a Lei nº 6.360, de 23 de setembro de 1976, e dá outras providências. Diário Oficial da União, Brasília, DF, 15 ago. 2013. Disponível em: http://www.planalto.gov.br/ccivil_03/_ato2011-2014/2013/decreto/d8077.htm. Acesso em: 04/10/2020.

9. Conselho Nacional de Saúde. Resolução nº 196, de 1996. Aprova as diretrizes e normas regulamentadoras de pesquisas envolvendo seres humanos. Conselho Nacional de Saúde. Bioética. 1996;(Supl 4-2): 15-25.

10. Conselho Nacional de Saúde. Resolução nº 466, de 12 de dezembro de 2012. Diário Oficial da União, seção 1, Brasília, DF, nº 12, p. 59, 13 jun. 2013. Disponível em: https://conselho.saude.gov.br/resolucoes/2012/Reso466.pdf. Acesso em: 18/04/2020.

11. Organização Pan-Americana da Saúde – OPAS. Boas Práticas Clínicas: documento das Américas. República Dominicana: OPAS; 2005. Disponível em: http://bvsms.saude.gov.br/bvs/publicacoes/boas_praticas_clinicas_opas.pdf. Acesso em: 28/10/2020.

12. Meinert CL. Clinical trials dictionary. 2ª ed. Hoboken: Wiley; 2012.

13. Embora não se possa "provar" que uma pessoa é sadia, sempre é possível verificar se ela tem ou não determinadas doenças.

14. Conselho Nacional de Saúde. Resolução nº 304, de 9 de agosto de 2000. Diário Oficial da União, Brasília, DF, 10 ago. 2000. Disponível em: http://www.funai.gov.br/arquivos/conteudo/cogedi/pdf/LEGISLACAO_INDIGENISTA/Pesquisa/RESOLUCAO-N-304-DE-09-08-2000.pdf. Acesso em: 28/04/2020.

15. Ver o Capítulo 2, *Ensaios Clínicos: Definições*, e o Capítulo 3, *Ensaios Clínicos: Mais Definições*.

16. Brasil. Ministério da Saúde. Agência Nacional de Vigilância Sanitária. Resolução nº 39, de 5 de junho de 2008 – Ministério da Saúde. Disponível em: http://bvsms.saude.gov.br/bvs/saudelegis/anvisa/2008/res0039_05_06_2008.html. Acesso em: 23/09/2020.

Referências Bibliográficas

17. Nos Estados Unidos, o Protocolo de Pesquisa é a descrição escrita de um estudo clínico. Inclui os objetivos, o delineamento e os métodos do estudo. Também pode incluir antecedentes científicos relevantes e informações estatísticas. In: National Institute of Health. U.S. National Library of Medicine. Glossary of Common Site Terms. Disponível em: https://clinicaltrials.gov/ct2/about-studies/glossary. Acesso em: 18/06/2020.
18. Brasil. Ministério da Saúde. Registro Brasileiro de Ensaios Clínicos (ReBEC). Disponível em: http://www.ensaiosclinicos.gov.br. Acesso em: 14/09/2020.
19. Período introdutório, também chamado período de pré-randomização (*run-in*). Ver o Capítulo 3, *Ensaios Clínicos: Mais Definições*, scção "O que é período de *run-in*?".
20. Outros termos para linha de base são exames na triagem (*screening examinations*) e exames para elegibilidade (*elegibility examinations*).
21. Jenkinson C et al. Patients' experiences and satisfaction with health care: results of a questionnaire study of specific aspects of care. Qual Saf Health Care. 2002;11(4):335-9.
22. Brasil. Ministério da Saúde. Agência Nacional de Vigilância Sanitária. RDC nº 9, de 20 de fevereiro de 2015. Art. 8º. Disponível em: https://www.gov.br/anvisa/pt-br. Acesso em: 21/09/2020.
23. National Institute of Health. U.S. National Library of Medicine. Glossary of Common Site Terms. Disponível em: https://clinical trials.gov/ct2/about-studies/glossary. Acesso em: 11/05/2020.

Capítulo 2

1. Panter AT, Sterba SK. Handbook of ethics in quantitative methodology. New York: Routledge; 2011.
2. NIH Central Resource for Grants and Funding Information. NIH's Definition of a Clinical Trial. Disponível em: https://grants.nih.gov/policy/clinical-trials/definition.htm. Acesso em: 15/09/2020.
3. Paul AG et al. The ONSET/OFFSET study: effects of ticagrelor versus clopidogrel in patients with stable coronary artery disease assessment of the ONSET and OFFSET of the antiplatelet. Circulation. 2009;120(25):2577-85.

METODOLOGIA CIENTÍFICA PARA A ÁREA DE SAÚDE

4. NIH Clinical Trial Definition: Frequently asked questions. Disponível em: https://grants.nih.gov/grants/policy/faq_clinical_trial_definition.htm. Acesso em: 15/09/2020.

5. Subdose de droga ativa também é placebo.

6. Katz J. Experimentation with human beings. New York: Russell Sage Foundation; 1972.

7. Mudur G. Indian study of women with cervical lesions called unethical. BMJ. 1997;314(7087):1065.

8. National Institute of Health. U.S. National Library of Medicine. Glossary of Common Site Terms. Disponível em: https://clinicaltrials.gov/ct2/about-studies/glossary. Acesso em: 10/09/2020.

9. Friedman LM, Furberg CD, DeMets DL. Fundamentals of clinical trials. 4ª ed. New York: Springer; 2010.

10. Symplicity HTN-2 Investigators. Renal sympathetic denervation in patients with treatment-resistant hypertension (The Symplicity HTN-2 Trial): a randomised controlled trial. Lancet. 2010;376(9756):1401-13.

11. Morrow DA et al. Vorapaxar in the Secondary Prevention of Atherothrombotic Events. N Engl J Med. 2012;366(15):1404-13.

12. Smyth JM et al. Effects of Writing About Stressful Experiences on Symptom Reduction in Patients With Asthma or Rheumatoid Arthritis: A Randomized Trial. JAMA. 1999;281(14):1304-9.

13. Sutherland ER. Sham Procedure versus Usual Care as the Control in Clinical Trials of Devices. Proceedings of the American Thoracic Society. 2007;4(7):574-6.

14. Sihvonen R et al. Finnish degenerative meniscal lesion study (FIDELITY Group). N Engl J Med. 2013;369(26):2515-24.

15. Cobb LA et al. An evaluation of internal mammary artery ligation by a double blind technique. N Engl J Med. 1959;260(22):1115-8.

16. Anderson BL et al. Psychological behavior and immune changes after a psychological intervention: a clinical trial. J Clin Oncol. 2004;22(17):3570-80.

17. Meinert CL. Clinical trials dictionary. 2ª ed. Hoboken: Wiley; 2012.

Referências Bibliográficas

18. A randomização descrita aqui é a chamada "randomização simples", que só deve ser usada quando os participantes da pesquisa são similares em relação às variáveis demográficas, às condições de saúde e aos fatores que têm efeito sobre a condução em estudo. Outros delineamentos são definidos no Capítulo 4, *Delineamento de Ensaios Clínicos*.

19. Cochrane Handbook for Systematic Reviews of Interventions. Version 6. Technical Supplement to Chapter 4: Searching for and selecting studies. The Cochrane Collaboration; 2019:36. Disponível em: https://training.cochrane.org/handbook/version-6/chapter-4-tech-suppl. Acesso em: 19/08/2020.

20. A casualização tende a distribuir os indivíduos diferentes pelos dois grupos, mas não é uma garantia de que isso vá ocorrer.

21. Yoshioka A. Use of randomisation in the Medical Research Council's clinical trial of streptomycin in pulmonary tuberculosis in the 1940s. BMJ. 1998;317(7167):1220-3.

22. Meier P. The biggest public health experiment ever: the 1954 field trial of the Salk poliomyellitis vaccine. In: Tanur JM et al. Statistics: a Guide to the Unknown and Health Sciences. San Francisco: Holden Day; 1978.

23. Meinert CL. Clinical trials dictionary. 2ª ed. Hoboken: Wiley; 2012:221.

24. Zelen M. A new design for randomized clinical trials. N Engl J Med. 1979;300(22):1242-5.

25. Não confundir a pré-randomização proposta por Zelen com o período de *run-in*. Ver o Capítulo 3, *Ensaios Clínicos: Mais Definições*, seção "O que é período de *run-in*?".

26. Ellis PM et al. Randomized clinical trials in oncology: understanding and attitudes predict willingness to participate. J Clin Oncol. 2001;19(15):3554-61.

27. Patel A et al. Patient attitudes toward granting consent to participate in perioperative randomized clinical trials. J Clin Anesth. 2004;16(6):426-34.

28. Veja mais detalhes no Capítulo 5, *Ensaios Randomizados: Trabalhando os Dados*.

METODOLOGIA CIENTÍFICA PARA A ÁREA DE SAÚDE

Capítulo 3

1. Onakpoya IJ, Heneghan CJ, Aronson JK. Post-marketing withdrawal of 462 medicinal products because of adverse drug reactions: a systematic review of the world literature. BMC Medicine, London. 2016;14:10. Errata em: BMC Medicine. London. 2019;17(1):56.

2. Ferner RE, Aronson J. K. Chloroquine and hydroxychloroquine in Covid-19. Use of these drugs is premature and potentially harmful. BMJ. London. 8 Apr. 2020;369:m1432.

3. Da década de 1960. Indicada para malária e, às vezes, para artrite reumatoide e lúpus eritematoso.

4. Murphy M, Carmichael AJ. Fatal toxic epidermal necrolysis associated with hydroxychloroquine. Clin Exp Dermatol. 2001;26(5):457-8.

5. Makin AJ, Wendon J, Fitt S, Portmann BC, Williams R. Fulminant hepatic failure secondary to hydroxychloroquine. Gut. 1994;35(4):569-70.

6. Chorin E et al. The QT interval in patients with SARS-CoV-2 infection treated with hydroxychloroquine/azithromycin. medRxiv Preprint. 3 Apr. 2020.

7. Gunja N, Roberts D, McCoubrie D et al. Survival after massive hydroxychloroquine overdose. Anaesth Intensive Care. 2009; 37(1):130-3.

8. Felson DT, Anderson JJ, Boers M, Bombardier C, Chernoff M, Fried B, Furst D, Goldsmith C, Kieszak S, Lightfoot R et al. The American College of Rheumatology preliminary core set of disease activity measures for rheumatoid arthritis clinical trials. The Committee on Outcome Measures in Rheumatoid Arthritis Clinical Trials. Rheumatology. 2006;45(4):454-8.

9. Balsa A. How do we evaluate an inadequate response in a patient with rheumatoid arthritis in the clinical praxis? Reumatol Clin. 2007;3(1):38-44.

10. The DAS-28 score. National Rheumatoid Arthritis Society. Disponível em: https://www.nras.org.uk/the-das28-score. Acesso em: 22/09/2020.

11. ADVANCE Collaborative Group. Intensive Blood Glucose Control and Vascular Outcomes in Patients with Type 2 Diabetes. N Engl J Med. 2008;358(24):2560-72.

12. Moseley JB, O'Malley K, Petersen NJ, Menke TJ, Brody BA, Kuykendall DH, Hollingsworth JC, Ashton CM, Wray NP. A controlled trial of arthroscopic surgery for osteoarthritis of the knee. N Engl J Med. 2002;347(2):81-8.
13. Prentice RL. Surrogate endpoints in clinical trials: definition and operational criteria. Stat Med. 1989;8(4):431-40.
14. National Institute of Health. U.S. National Library of Medicine. Glossary of Common Site Terms. Disponível em: https://clinicaltrials.gov/ct2/about-studies/glossary. Acesso em: 18/06/2020.
15. Uma tradução adequada seria "delineamentos vendados".
16. Karloski TR, Chalmers TC, Frenkel LD et al. Ascorbic acid for the common cold. A prophylactic and therapeutic trial. JAMA. 1975;231(10):1038-42.
17. Friedman LM, Furberg CD, DeMets DL. Fundamentals of clinical trials. 4ª ed. New York: Springer; 2010:103.
18. Rogers SL et al. A 24-week, double-blind, placebo-controlled trial of donepezil in patients with Alzheimer's disease. Neurology. 1998;50(1):136-45.
19. Meinert CL. Clinical trials dictionary. 2ª ed. Hoboken: Wiley; 2012.
20. Brasil. Ministério da Saúde. Agência Nacional de Vigilância Sanitária/Diretoria Colegiada. Instrução normativa – IN nº 45, de 21 de agosto de 2019. Dispõe sobre as Boas Práticas de Fabricação complementares a Medicamentos Experimentais. Diário Oficial da União, Art. 3º, Brasília, DF, edição 162, p. 91, 22 ago. 2019. Disponível em: https://www.in.gov.br/en/web/dou/-/instrucao-normativa-in-n-45-de-21-de-agosto-de-2019-211914031. Acesso em: 09/07/2020.
21. Organização Pan-Americana da Saúde – OPAS. Boas Práticas Clínicas: documento das Américas. República Dominicana: OPAS; 2005. Disponível em: http://bvsms.saude.gov.br/bvs/publicacoes/boas_praticas_clinicas_opas.pdf. Acesso em: 28/10/2020.
22. Veja, por exemplo: Dictionary of Psychology – Oxford Reference. Disponível em: https://www.oxfordreference.com/view/10.1093/oi/authority.20110803100221655#:~:text=In%20research%20methodology%2C%20a%20participant,not%20one%20of%20the%20confederates. Acesso em: 25/09/2020.

METODOLOGIA CIENTÍFICA PARA A ÁREA DE SAÚDE

23. Rosenthal R. Experimenter effects in behavioral research. Nova York: Appleton-Century Crofts; 1966.

24. Milgram S. Obedience to authority: an experimental view. Nova York: Harper Perennial; 1974.

25. Milgram S. Behavioral study of obedience. J Abnormal Soc Psychol. New Haven. Yale University. 1963;67:371-8.

26. Dubé MP, Komarow L, Mulligan K, Grinspoon SK, Parker RA, Robbins G, Roubenoff R, Tebas P. Long-Term Body Fat Outcomes in Antiretroviral-Naive Participants Randomized to Nelfinavir or Efavirenz or Both Plus Dual Nucleosides. JAIDS. 2007;45(5):508-14.

27. A estratificação é tratada no Capítulo 4, *Delineamento de Ensaios Clínicos.*

28. Brasil. Ministério da Saúde. Agência Nacional de Vigilância Sanitária. Gerência-Geral de Inspeção e Controle de Medicamentos e Produtos. Manual de Boas Práticas em Biodisponibilidade: bioequivalência. Brasília: ANVISA; 2002. v. 1, Módulo 3: Etapa estatística. Disponível em: http://files.bvs.br/upload/M/2002/anvisa_Manual_etapa.pdf. Acesso em: 28/07/2020.

29. Chellini PR. Boas práticas estatísticas em estudos de bioequivalência com delineamento crossover 2×2 [dissertação de mestrado]. Belo Horizonte: Universidade Federal de Minas Gerais; 2007. Disponível em: http://www.est.ufmg.br/portal/arquivos/mestrado/dissertacoes/PaulaChellini.pdf. Acesso em: 12/03/2021.

30. Hollis S, Campbell F. What is meant by intention to treat analysis? Survey of published randomized controlled trial. BMJ. 1999;319(7211):670-4.

31. Ranganathan P, Pramesh CS, Aggarwal R. Common pitfalls in statistical analysis: Intention-to-treat versus per-protocol analysis. Perspect Clin Res. 2016;7(3):144-6.

32. Morrow DA et al. Vorapaxar in the secondary prevention of atherothrombotic events. N Engl J Med. 2012;366(15):1404-13.

33. Ver o Capítulo 5, *Ensaios Randomizados: Trabalhando os Dados*, seção "Dados faltantes ou perdidos".

34. Vieira DC. Transtornos de humor, religiosidade e risco de suicídio em adultos jovens: um estudo de base populacional. [tese de doutorado].

Porto Alegre: Faculdade de Medicina da Universidade do Rio Grande do Sul; 2017.

35. National Cancer Institute. NCI Dictionary of Cancer Terms. Disponível em: https://www.cancer.gov/publications/dictionaries/cancer-terms. Acesso em: 18/06/2020.

Capítulo 4

1. Temel JS et al. Early palliative care for patients with metastatic non-small cell lung cancer. N Engl J Med. 2010;363:733-42.
2. Gurbel P et al. The ONSET/OFFSET study: Effects of ticagrelor versus clopidogrel in patients with stable coronary artery disease assessment of the ONSET and OFFSET of the antiplatelet. Circulation. 2009;120:2577-85.
3. Friedman LM, Furberg CD, DeMets DL. Fundamentals of clinical trials. 4ª ed. Nova York: Springer; 2010:103.
4. Zanatta RF, Silva T, Esper MALR, Bresciani E, Caneppele TMF, Gonçalves SEP. Guidelines for conducting split-mouth clinical studies in restorative dentistry. Brazilian Dental Science. 2017;20(2):29.
5. McAlister FA, Straus SE, Sackett DL, Altman D. Analysis and reporting of factorial trials: A systematic review. JAMA. 2020;289(19): 2545-53.
6. The ADVANCE Collaborative Group. Intensive Blood Glucose Control and Vascular Outcomes in Patients with Type 2 Diabetes. N Engl J Med. 2008;358:2560-72.
7. Organização Pan-Americana da Saúde – OPAS. Boas Práticas Clínicas: documento das Américas. República Dominicana: OPAS; 2005. Disponível em: http://bvsms.saude.gov.br/bvs/publicacoes/boas_praticas_clinicas_opas.pdf. Acesso em: 23/10/2020.
8. Conselho Nacional de Saúde. Resolução nº 292, de 8 de julho de 1999. Disponível em: https://conselho.saude.gov.br/resolucoes/1999/Reso292.doc. Acesso em: 18/04/2020.
9. Nishioka SA, Sá PFG. A Agência Nacional de Vigilância Sanitária e a pesquisa clínica no Brasil Rev. Assoc. Med. Bras. São Paulo. 2006;52(1).

METODOLOGIA CIENTÍFICA PARA A ÁREA DE SAÚDE

10. World Health Organization. Covid-19 vaccines. Disponível em: https://www.who.int/emergencies/diseases/novel-coronavirus-2019/covid-19-vaccines. Acesso em: 24/02/2021.

Capítulo 5

1. Hennekens CH, Buring JE. Epidemiology in Medicine. Philadelphia, Lippincott: Williams & Wilkins; 1987.
2. Mehhra MR, Desai SS, Ruschitzka F, Pate AM. Hydroxychloroquine or chloroquine with or without a macrolide for treatment of Covid-19: a multinational registry analysis. (Retracted) Lancet. May 22, 2020.
3. Organização Pan-Americana da Saúde – OPAS. Boas Práticas Clínicas: documento das Américas. República Dominicana: OPAS; 2005. Disponível em: http://bvsms.saude.gov.br/bvs/publicacoes/boas_praticas_clinicas_opas.pdf. Acesso em: 28/10/2020.
4. Lewis RJ. An introduction to the use of interim data analyses in clinical trials. Ann Emerg Med. 1993;9:1463-9.
5. Guia para Elaboração de Relatórios de Estudos Clínicos para Fins de Registro e/ou Alterações Pós-registro de Produtos Biológicos. Brasília: Agência Nacional de Vigilância Sanitária; 2011. Disponível em: http://www.sindifar.org.br/wp-content/uploads/2012/08/_files_legislacoes_Pesquisa%20Clinica_Guia%20RElatorios%20Clinicos%20Biologicos.pdf. Acesso em: 20/07/2020.
6. Secretaria de Vigilância em Saúde (SVS), ligada ao Ministério da Saúde.
7. Armitage P. Interim analysis in clinical trials. Stat Med. 1991;10(6): 925-37.
8. Brasil. Ministério da Saúde. Agência Nacional de Vigilância Sanitária. Instrução Normativa – IN nº 77, de 17 de novembro de 2020. Disponível em: https://www.in.gov.br/en/web/dou/-/instrucao-normativa-in-n-77-de-17-de-novembro-de-2020-288986932. Acesso em: 11/12/2020.
9. Chow SC, Chang M. Adaptive design methods in clinical trials – a review. Orphanet J Rare Dis. 2008;3(11).

Referências Bibliográficas

10. Berry DA. Adaptive Clinical trials: The promise and the caution. J Clin Oncol. 2011;29(6):606-9.

11. CONSORT é a sigla de CONsolidated Standards Of Reporting Trials, que significa Padrões Consolidados de Relatórios de Ensaios. Disponível em: http://www.consort-statement.org/downloads. Acesso em: 08/10/2020.

12. Altman DG, Schulz KR, Moher D, Egger M, Davidoff F, Elbourne D et al. The revised CONSORT statement for reporting randomized trials: explanation and elaboration. Ann Intern Med. 2001;134(8):663-94.

13. Boulware DR, Pullen MF, Bangdiwala AS et al. A randomized trial of hydroxychloroquine as postexposure prophylaxis for Covid-19. N Engl J Med. 2020;383:517-25.

14. Schulz KF et al. CONSORT 2010 statement: updated guidelines for reporting parallel group randomized trials. Ann Intern Med. Philadelphia. 2010;152(11):726-32.

15. Brasil. Presidência da República. Casa Civil. Subchefia para Assuntos Jurídicos. Decreto nº 8.077, de 14 de agosto de 2013. Regulamenta as condições para o funcionamento de empresas sujeitas ao licenciamento sanitário, e o registro, controle e monitoramento, no âmbito da vigilância sanitária, dos produtos de que trata a Lei nº 6.360, de 23 de setembro de 1976, e dá outras providências. Diário Oficial da União, Brasília, DF, 15 ago. 2013. Disponível em: http://www.planalto.gov.br/ccivil_03/_ato2011-2014/2013/decreto/d8077.htm. Acesso em: 20/06/2020.

16. Vieira S. Estatística para a qualidade. 3ª ed. Rio de Janeiro: Elsevier; 2014.

17. Vieira S. Como elaborar questionários. 5ª ed. São Paulo: Atlas; 2009.

18. Clark GT, Mulligan R. Fifteen common mistakes encountered in clinical research. J Prosthodont Res. 2011;55(1):1-6.

19. Nayak BK. Understanding the relevance of sample size calculation. Indian J Ophthalmol. 2010;58(6):469-70.

20. Hollis S, Campbell F. What is meant by intention to treat analysis? Survey of published controlled trials. BMJ. 1999;319(7211): 670-4. Apud: Schutz KF, Grimes DA. Sample slippages in ran-

METODOLOGIA CIENTÍFICA PARA A ÁREA DE SAÚDE

domized trials: exclusion and the lost and wayward. Lancet. 2002; 359(9308):781-5.

21. Foi definida aqui a censura tipo I, mas existem outros tipos de censura. Ver, por exemplo: Cox DR, Oakes D. Analysis of Survival Data. Londres: Chapmann & Hall; 1984.

Capítulo 6

1. Brasil. Lei nº 9.782, de 26 de janeiro de 1999. Define o Sistema Nacional de Vigilância Sanitária, cria a Agência Nacional de Vigilância Sanitária e dá outras providências. Disponível em: http://www.planalto.gov.br/ccivil_03/leis/l9782.htm. Acesso em: 15/07/2020.

2. Brasil. Decreto nº 8.077, de 14 de agosto de 2013. Regulamenta as condições para o funcionamento de empresas sujeitas ao licenciamento sanitário, e o registro, controle e monitoramento, no âmbito da vigilância sanitária, dos produtos de que trata a Lei nº 6.360, de 23 de setembro de 1976, e dá outras providências. Diário Oficial [da] República Federativa do Brasil, Brasília, DF, p. 18, 15 ago. 2013. Disponível em: https://www.planalto.gov.br/ccivil_03/_ato2011-2014/2013/decreto/d8077.htm. Acesso em: 28/10/2020.

3. Brasil. Ministério da Saúde. Agência Nacional de Vigilância Sanitária. RDC nº 9, de 20 de fevereiro de 2015, Seção III, nº XXII. Disponível em: http://www.lex.com.br/legis_26544630. Acesso em: 29/10/2020.

4. Brasil. Ministério da Saúde. Agência Nacional de Vigilância Sanitária. IN nº 45, de 21 de agosto de 2019, Seção III, art. 8º. Disponível em: https://www.in.gov.br/en/web/dou. Acesso em: 29/10/2020.

5. Food and Drug Administration (FDA ou USFDA) é uma agência federal do Departamento de Saúde e Serviços Humanos dos Estados Unidos, um dos departamentos executivos federais daquele país.

6. Biomarcadores ou marcadores biológicos são variáveis que podem ser medidas e indicam a ocorrência de determinada função, normal ou patológica, de um organismo. Os biomarcadores podem ser fisiológicos (funções de órgãos), físicos (alterações características em estruturas biológicas), histológicos (amostras de tecido obtidas por biópsia) e anatômicos. Os biomarcadores mais usados na pesquisa

médica são bioquímicos, porque eles podem ser obtidos com relativa facilidade a partir de fluidos corporais.

7. Gurbel PA et al. The ONSET/OFFSET study: Effects of ticagrelor versus clopidogrel in patients with stable coronary artery disease assessment of the ONSET and OFFSET of the antiplatelet. Circulation. 2009;120(25):2577-85.

8. Agência Brasil. ANVISA suspende comercialização de medicamentos com mesmo princípio ativo do Vioxx. Disponível em: http://memoria.ebc.com.br/agenciabrasil/noticia/2004-09-30/anvisa-suspende-comercializacao-de-medicamentos-com-mesmo-principio-ativo-do-vioxx. Acesso em: 04/03/2021.

9. Karha J, Topol EJ. The sad story of Vioxx, and what we should learn from it. Cleve Clin J Med. Cleveland. Dec. 2004;71(12):933-4.

10. Brasil. Ministério da Saúde. Agência Nacional de Vigilância Sanitária. Disponível em: https://www.gov.br/anvisa/pt-br/acessoainformacao/perguntasfrequentes/paf/coronavirus. Acesso em: 04/03/2021.

11. Brasil. Ministério da Saúde. Agência Nacional de Vigilância Sanitária. RDC nº 444, de 10 de dezembro de 2020. Disponível em: https://www.in.gov.br/en/web/dou/-/resolucao-de-diretoria-colegiada-rdc-n-444-de-10-de-dezembro-de-2020-293481443. Acesso em: 20/01/2021.

12. Agência Brasil. ANVISA concede registro definitivo para a vacina da Pfizer. Disponível em: https://agenciabrasil.ebc.com.br/saude/noticia/2021-02/anvisa-concede-registro-definitivo-para-vacina-da-pfizer. Acesso em: 03/03/2021.

13. O Certificado de Boas Práticas de Fabricação (CBPF) é o documento emitido pela ANVISA atestando que determinado estabelecimento cumpre com as Boas Práticas de Fabricação. É emitido por unidade fabril, contemplando as linhas de produção, formas farmacêuticas, classes terapêuticas especiais e/ou classes de risco de produtos para as quais a empresa foi inspecionada.

14. Covid-19: o que muda com o registro de uma vacina? Disponível em: https://www.gov.br/anvisa/pt-br/assuntos/noticias-anvisa/2021/o-que-muda-com-o-registro-de-uma-vacina. Acesso em: 28/02/2021.

15. Friedman LM, Furberg CD, DeMets DL. Fundamentals of clinical trials. 4ª ed. Nova York; Springer; 2010:3. Esses autores consideram

que esta seria a análise feita de acordo com a intenção de tratar e não veem a necessidade de mais definições.

16. Ver o Capítulo 3, *Ensaios Clínicos: Mais Definições*, seção "O que são intenção de tratar e análise por protocolo?".

17. Ver o Capítulo 7, *Estudos Observacionais*, seção "O que são estudos retrospectivos e estudos de caso-controle?".

18. Thorpe KE et al. A pragmatic-explanatory continuum indicator summary (PRECIS): a tool to help trial designers. J Clin Epidemiol. 2009;(5):464-75. Disponível em: https://pubmed.ncbi.nlm.nih.gov/19348971/. Acesso em: 20/07/2020.

19. PROSPER study group. Pravastatin in elderly individuals at risk of vascular disease (PROSPER): a randomised controlled trial. Lancet. 2002;23(360)(9346):1623-30.

20. Piaggio G, Elbourne DR, Altman DG, Pocock SJ, Evans SJW. Reporting of noninferiority and equivalence randomized trials: an extension of the CONSORT statement. JAMA. 2006;295(10):1152-60.

21. Lesaffre E. Superiority, equivalence, and non-inferiority trials. Bull NYU Hosp Jt Dis. 2008;66(2):150-4.

22. Gotzsche PC. Lessons from and caution about non-inferiority and equivalence randomized trials. JAMA. 2006;295(10):1172-4.

23. Wijn SRW, Rovers MM, Rongen JJ et al. Arthroscopic meniscectomy versus non-surgical or sham treatment in patients with MRI confirmed degenerative meniscus lesions: a protocol for an individual participant data meta-analysis. BMJ Open 10:e031864.2020.

Capítulo 7

1. National Institute of Health – NIH. Glossary of Common Site Terms. Disponível em: https://clinicaltrials.gov/ct2/about-studies/glossary. Acesso em: 11/05/2020.

2. Writing Group for the Women's Health Initiative I. Risks and benefits of estrogen plus progestin in healthy postmenopausal women: principal results From the Women's Health Initiative randomized controlled trial. JAMA. 2002;288(3):321-33.

3. Morabia A. A History of Epidemiologic Methods and Concepts. Boston: Birkhaeuser Verlag; 2004.

Referências Bibliográficas

4. Doll R, Hill AB. Lung cancer and other causes of death in relation to smoking: a second report on the mortality of British doctors. BMJ. 1956;2(5001):1071-81.

5. Karlson EW et al. A retrospective cohort study of cigarette smoking and risk of rheumatoid arthritis in female health professionals. Arthritis Rheum. 1999;42(5):910-7.

6. G1. Academia da Força Aérea registra surto de sarampo com 76 casos confirmados em Pirassununga. Disponível em: https://g1.globo.com/sp/sao-carlos-regiao/noticia/2020/03/03/academia-da-forca-aerea-registra-surto-de-sarampo-com-76-casos-em-pirassununga.ghtml. Acesso em: 05/03/2021.

7. Cruz CMN. Estresse e fumo como fatores de risco para a doença periodontal [dissertação de mestrado]. Campinas: Unicastelo; 2000.

8. INTERHEART Study Investigators. Effect of potentially modifiable risk factors associated with myocardial infarction in 52 countries (the INTERHEART study): case-control study. Lancet. 2004;364(9438):937-95.

9. Johnson JV, Hall EM. Job strain, work place social support, and cardiovascular disease: A cross-sectional study of a random sample of the Swedish working population. AJPH. 1988;78(10):1336-42.

10. Raczkiewicz A et al. Atlanto-axial lesions in patients with rheumatoid arthritis – observational study. Reumatologia. 2010;48(5):320-9.

11. Yin R. Case study research: design and methods. 2ª ed. Thousand Oaks, CA: Sage Publishing; 1994. Apud: Baxter P, Jack S. Qualitative case study methodology: study design and implementation for novice researchers. The Qualitative Report. 2008;13(4):544-59.

12. Baxter P, Jack S. Qualitative case study methodology: Study design and implementation for novice researchers. The Qualitative Report. 2008;13(4):544-59.

13. Pauli CC. Análise, à luz da bioética, do perfil das publicações científicas de autores brasileiros, antes e após a homologação das diretrizes éticas referentes à pesquisa clínica (Ensaios) no Brasil [dissertação]. São Paulo: Centro Universitário São Camilo; 2013.

14. De Carlo M. Types of research. In: Scientific Inquiry in Social Work Press Books. Disponível em: https://scientificinquiryinsocialwork.pressbooks.com/. Acesso em: 14/10/2020.

METODOLOGIA CIENTÍFICA PARA A ÁREA DE SAÚDE

15. Hellström I, Nolan M, Lundh U. "We do things together": A case study of couplehood in dementia. Dementia. 2005;4:7-22.

16. Wada RS. Estatística e ensino: um estudo sobre representações de professores do 3º grau [tese de doutorado]. Campinas: Faculdade de Educação, Unicamp; 1996.

Capítulo 8

1. Manchikanti L. Evidence-based medicine, systematic reviews, and guidelines in interventional pain management, part I: introduction and general considerations. Pain Physician. 2008;11(2):161-86.

2. Masic I, Miokovic M, Muhamedagic B. Evidence Based Medicine – New Approaches and Challenges. Acta Inform Med. 2008;16(4):219-25.

3. Sackett DL. Evidence based medicine: what it is and what it isn't. BMJ. 1996;312(7023):71-2.

4. Winckler GC, Azeredo-da-Silva ALF. O quarto pilar da Medicina Baseada em Evidências. Outubro de 2016. Disponível em: https://ebmacademy.wordpress.com/2016/10/11/o-quarto-pilar-da-medicina-baseada-em-evidencias/. Acesso em: 13/10/2020.

5. Carvalho APV, Silva V, Grande AJ. Avaliação do risco de viés de ensaios clínicos randomizados pela ferramenta da colaboração Cochrane. Diagn Tratamento. 2013;18(1):38-44.

6. Kaura A. Evidence Based Medicine: reading and writing Medical Papers. London: Elsevier-Mosby; 2015:7.

7. University of York: Centre for Reviews and Dissemination, University of York. Systematic Reviews: CRD's guidance for undertaking reviews in health care. 2009. Disponível em: https://www.york.ac.uk/media/crd/Systematic_Reviews.pdf. Acesso em: 17/10/2020.

8. Khan K et al. Systematic reviews to support evidence based medicine. 2ª ed. London: Royal Society of Medicine; 2011.

9. Cochrane Brasil. Centro Cochrane do Brasil. Disponível em: https://brazil.cochrane.org. Acesso em: 08/07/2020.

10. Higgins JPT, Thomas J, Chandler J, Cumpston M, Li T, Page MJ, Welch VA, editors. Cochrane Handbook for Systematic Reviews of Interventions version 6.1 (updated September 2020). Cochrane,

2020. Disponível em: www.training.cochrane.org/handbook. Acesso em: 20/10/2020.

11. Principais itens para relatar Revisões sistemáticas e Meta-análises: A recomendação PRISMA. Tradução (confirmada pelo Grupo Prisma) para o idioma português do documento Moher D, Liberati A, Tetzlaff J, Altman DG. The PRISMA Group. Preferred Reporting Items for Systematic Reviews and Meta-Analyses: The PRISMA Statement. Disponível em: www.prisma-statement.org. Acesso em: 20/10/2020. Traduzido por: Taís Freire Galvão e Thais de Souza Andrade Pansani; retrotraduzido por: David Harrad.

12. The Cochrane Collaboration. Glossary of Terms in The Cochrane Collaboration [Internet]. Version 4.2.5. London: The Cochrane Collaboration; 2005. Disponível em: http://aaz.hr/resources/pages/57/7.%20 Cochrane%20 glossary.pdf. Acesso em: 20/10/2020.

13. Secretaria de Vigilância em Saúde – Ministério da Saúde do Brasil. Principais itens para relatar Revisões sistemáticas e Meta-análises: A recomendação PRISMA. Epidemiol. Serv. Saúde. Brasília. 2015 April/June;24(2). Disponível em: https://www.scielo.br/scielo.php?script=sci_arttext&pid=S2237-96222015000200335. Acesso em: 01/03/2021.

14. Lopes RA, Neves AR. Metanálise de estudos de bioequivalência: a intercambiabilidade de genéricos e similares que contêm Hidroclorotiazida é possível, mas não àqueles com Maleato de Enalapril. J. Bras. Nefrol. São Paulo. 2010;32(2). Disponível em: https://doi.org/10.1590/S0101-28002010000200006. Acesso em: 13/10/2020.

15. Hedges LV, Olkin I. Statistical Methods for Meta-Analysis. Orlando: Academic Press; 1985.

16. Pincus T, Stein CM. ACR 20: Clinical or statistical significance? Arthritis Rheum. 1999;42(8):1572-6.

17. Antman EM et al. A comparison of results of meta-analyses of randomized control trials and recommendations of clinical experts. JAMA. 1992;268(2):240-8.

18. Disponível em: https://blog.doity.com.br/o-que-e-qualis-capes/. Acesso em: 17/10/2020.

19. Disponível em: https://blog.even3.com.br/tudo-sobre-o-qualis-capes/. Acesso em: 17/10/2020.

METODOLOGIA CIENTÍFICA PARA A ÁREA DE SAÚDE

20. Biblioteca Virtual do Ministério da Saúde. Disponível em: http://bvsms.saude.gov.br/. Acesso em: 04/11/2014.
21. Wolf FM. Meta-analysis: quantitative methods for research synthesis. Beverly Hill: Sage; 1986.
22. CONSORT é a sigla de CONsolidated Standards Of Reporting Trials, que significa Padrões Consolidados de Relatórios de Ensaios. Disponível em: http://www.consort-statement.org/downloads. Acesso em: 08/10/2020.
23. Munhoz-Junior E. Requisitos uniformes para manuscritos submetidos a periódicos biomédicos: escrevendo e editando para publicações biomédicas. Tradução da versão de outubro de 2005 de Uniform Requirements for Manuscripts Submitted to Biomedical Journals: Writing and Editing for Biomedical Publication. Epidemiol. Serv. Saúde. Brasília. 2006;15(1).
24. Ferner RE, Aronson JK. Chloroquine and hydroxychloroquine in Covid-19. BMJ. 2020;369:m1432.
25. Cherry K. The Stanford Prison Experiment. Disponível em: http://psychology.about.com/od/classicpsychologystudies/a/stanford-prison-experiment.htm. Acesso em: 18/08/2014.
26. Scott J. Documentary research. Nova York: Sage; 2006.
27. Sá-Silva JR, Almeida CD, Guindani JF. Pesquisa documental: pistas teóricas e metodológicas. Revista Brasileira de História & Ciências Sociais. Jul. 2009;I(I). Disponível em: https://periodicos.furg.br/rbhcs/article/view/10351. Acesso em: 11/11/2014.

Capítulo 9

1. Foi aplicado o teste de χ^2. O resultado (χ^2 = 5,290), p-valor 0,02145. Significante no nível de 5%.
2. Altman DG, Bland JM. Statistics notes: Absence of evidence is not evidence of absence. BMJ. 1995;311(7003):485.
3. Fethney J. Statistical and clinical significance, and how to use confidence intervals to help interpret both. Aust Crit Care. 2010;23(2):93-7.
4. Moore MJ, Goldstein D, Hamm J, Figer A, Hecht JR, Gallinger S et al. Erlotinib plus gemcitabine compared with gemcitabine alone

in patients with advanced pancreatic cancer: A phase III trial of the National Cancer Institute of Canada Clinical Trials Group. J Clin Oncol. 2007;25(15):1960-6. Apud: Ranganathan PCS, Pramesh CS, Buyse M. Common pitfalls in statistical analysis: Clinical versus statistical significance. Perspect Clin Res. 2015;6(3):169-70.

5. Lima MS, Soares BGO. (Carta aos Editores) O valor de publicar-se resultados negativos de ensaios clínicos randomizados: o estudo de Rosenheck. Rev. Bras. Psiquiatr. São Paulo. 2004;26(2).

Apêndices

Apêndice 1

Folha de verificação dos requisitos mínimos que um ensaio clínico deve apresentar. International Committee of Medical Journals Editors – ICMJE, 2005.

Item	Comentário
1. Número único de registro	O número único de registro será definido pela entidade registradora principal
2. Data de registro do ensaio	A data de registro do ensaio será definida pela entidade registradora principal
3. Identidades secundárias	Podem ser designadas por patrocinadores ou outros interessados, ser houver (se não, por nenhum)
4. Fonte de recursos	Nome da organização que provê recursos ao estudo
5. Patrocinador(es) principal(ais)	A principal entidade responsável pelo desenvolvimento da pesquisa
6. Patrocinador(es) secundário(s)	A segunda instituição responsável pelo desenvolvimento da pesquisa, se houver
7. Responsável pelo contato	Pessoa responsável pelo contato público com pacientes interessados em participar do estudo
8. Responsável pelo contato do estudo	Pessoa que responde a inquirições sobre o ensaio

(continua)

METODOLOGIA CIENTÍFICA PARA A ÁREA DE SAÚDE

(continuação)

Item	Comentário
9. Título do estudo	Título sucinto, escolhido pelo grupo responsável pela pesquisa (o nome do grupo pode ser omitido, se esta for a sua vontade)
10. Título oficial do estudo científico	Este título deve incluir o nome da intervenção, a condição estudada e os resultados (por exemplo: "Estudo internacional da digoxina e morte por falência cardíaca congestiva")
11. Considerações éticas da pesquisa	O estudo, no momento do seu registro, tem a aprovação de comitê de ética competente (Sim/Não)? Por princípio, assume-se que todo ensaio registrado deve estar aprovado por um comitê de ética, antes do seu início
12. Condição	Condição médica a ser estudada (por exemplo: asma; infarto do miocárdio; depressão)
13. Intervenção	Descrição do estudo e intervenções de comparação/controle (para uma droga ou outro produto registrado para comercialização em qualquer parte do mundo, utiliza-se o nome genérico; para uma droga não registrada, aceita-se o nome genérico ou respectivo número de série fornecido pela empresa responsável pelo produto)
14. Critérios-chave de inclusão/exclusão	Características-chave do paciente que determinam a sua elegibilidade para participação no estudo
15. Tipo de estudo	O banco de dados deve permitir o acesso a uma lista de seleção que inclua escolhas para estudos randomizados ou não randomizados, tipo de mascaramento (por exemplo: placebo; ativo) e designação dos grupos (por exemplo: paralelos; cruzados; fatoriais)
16. Data antecipada de início do ensaio	Data estimada de envolvimento do primeiro participante
17. Tamanho da amostra projetado	Número total de sujeitos que os pesquisadores planejam envolver, até o encerramento da entrada de novos participantes no estudo

(continua)

Apêndices

(continuação)

Item	Comentário
18. *Status* de recrutamento	Esta informação está disponível (Sim/Não)? Se a resposta for sim, dispor a informação
19. Primeiro resultado	Primeiros resultados que o estudo foi designado a avaliar. A descrição deve incluir o tempo no qual o resultado foi mensurado (por exemplo: pressão sanguínea aos 12 meses)
20. Resultados secundários-chave	Resultados secundários especificados no protocolo. A descrição deve incluir o tempo de mensuração (por exemplo: clareamento de creatinina aos seis meses)

Fonte: Munhoz-Junior E. Requisitos uniformes para manuscritos submetidos a periódicos biomédicos: escrevendo e editando para publicações biomédicas. Epidemiol Serv Saúde. Brasília. 2006;15(1).

Apêndice 2

Folha de verificação dos requisitos mínimos que um ensaio clínico deve apresentar. Grupo CONSORT.

Seção/Tópico	Item Nº	Itens da lista	Relatado na página nº
Título e resumo			
	1a	Identificar no título como um estudo clínico randomizado	
	1b	Estudo estruturado de um desenho de estudo, métodos, resultados e conclusões para orientação específica, consulte CONSORT para resumos	
Introdução			
Fundamentação e objetivos	2a	Fundamentação científica e explicação do raciocínio	
	2b	Objetivos específicos ou hipóteses	

(continua)

METODOLOGIA CIENTÍFICA PARA A ÁREA DE SAÚDE

(continuação)

Seção/Tópico	Item Nº	Itens da lista	Relatado na página nº
Métodos			
Desenho do estudo	3a	Descrição do estudo clínico (como paralelo, factorial) incluindo a taxa de alocação	
	3b	Alterações importantes nos métodos após ter iniciado o estudo clínico (como critérios de elegibilidade), com as razões	
Participantes	4a	Critérios de elegibilidade para participantes	
	4b	Informações e locais de onde foram coletados os dados	
Intervenções	5	As intervenções de cada grupo com detalhes suficientes que permitam a replicação, incluindo como e quando eles foram realmente administrados	
Desfechos	6a	Medidas completamente pré-especificadas definidas de desfechos primários e secundários, incluindo como e quando elas foram avaliadas	
	6b	Quaisquer alterações nos desfechos após o estudo clínico ter sido iniciado, com as razões	
Tamanho da amostra	7a	Como foi determinado o tamanho da amostra	
	7b	Quando aplicável, deve haver uma explicação de qualquer análise de ínterim e diretrizes de encerramento	
Randomização			
Sequência: geração	8a	Método utilizado para geração de sequência randomizada de alocação	
	8b	Tipos de randomização, detalhes de qualquer restrição (tais como randomização por blocos e tamanho do bloco)	

(continua)

Apêndices

(continuação)

Seção/Tópico	Item Nº	Itens da lista	Relatado na página nº
Alocação: mecanismo de ocultação	9	Mecanismo utilizado para implementar a sequência de alocação randomizada (como recipientes numerados sequencialmente), descrevendo os passos seguidos para a ocultação da sequência até as intervenções serem atribuídas	
Implementação	10	Quem gerou a sequência de alocação randomizada, quem inscreveu os participantes e quem atribuiu as intervenções aos participantes	
Cegamento	11a	Se realizado, quem foi cegado após as intervenções serem atribuídas (exemplo: participantes, cuidadores, assessores de resultado) e como	
	11b	Se relevante, descrever as semelhanças das intervenções	
Métodos estatísticos	12a	Métodos estatísticos utilizados para comparar os grupos para desfechos primários e secundários	
	12b	Métodos para análises adicionais, como análises de subgrupo e análises ajustadas	
Resultados			
Fluxo de participantes (é fortemente recomendada a utilização de um diagrama)	13a	Para cada grupo, o número de participantes que foram randomicamente atribuídos, que receberam o tratamento pretendido e que foram analisados para o desfecho primário	
	13b	Para cada grupo, perdas e exclusões após a randomização, junto com as razões	

(continua)

METODOLOGIA CIENTÍFICA PARA A ÁREA DE SAÚDE

(continuação)

Seção/Tópico	Item Nº	Itens da lista	Relatado na página nº
Recrutamento	14a	Definição das datas de recrutamento e períodos de acompanhamento	
	14b	Dizer os motivos de o estudo ter sido finalizado ou interrompido	
Dados de base	15	Tabela apresentando os dados de base demográficos e características clínicas de cada grupo	
Números analisados	16	Para cada grupo, número de participantes (denominador) incluídos em cada análise e se a análise foi realizada pela atribuição original dos grupos	
Desfechos e estimativas	17a	Para cada desfecho primário e secundário, resultados de cada grupo e o tamanho efetivo estimado e sua precisão (como intervalo de confiança de 95%)	
	17b	Para desfechos binários, é recomendada a apresentação de ambos os tamanhos de efeito, absolutos e relativos	
Análises auxiliares	18	Resultados de quaisquer análises realizadas, incluindo análises de subgrupos e análises ajustadas, distinguindo-se as pré-especificadas das exploratórias	
Danos	19	Todos os danos ou efeitos indesejados em cada grupo	
Discussão			
Limitações	20	Limitações do estudo clínico, abordando as fontes dos potenciais vieses, imprecisão, e, se relevante, relevância das análises	

(continua)

(continuação)

Seção/Tópico	Item Nº	Itens da lista	Relatado na página nº
Generalização	21	Generalização (validade externa, aplicabilidade) dos achados do estudo clínico	
Interpretação	22	Interpretação consistente dos resultados, balanço dos benefícios e danos, considerando outras evidências relevantes	
Outras informações			
Registro	23	Número de inscrição e nome do estudo clínico registrado	
Protocolo	24	Onde o protocolo completo de estudo clínico pode ser acessado, se disponível	
Fomento	25	Fontes de financiamento e outros apoios (como abastecimento de drogas), papel dos financiadores	

Fonte: Traduções de roteiros para redação de artigos científicos. Disponível em: www.equator-network.org. Acesso em: 21/09/2020.

Apêndice 3

Folha de verificação de itens que devem ser incluídos no relato de uma revisão sistemática ou metanálise.

Seção/Tópico	Nº	Item do *checklist*	Relatado na página nº
Título			
Título	1	Identifique o arquivo como uma revisão sistemática, metanálise ou ambos.	

(continua)

METODOLOGIA CIENTÍFICA PARA A ÁREA DE SAÚDE

(continuação)

Seção/Tópico	Nº	Item do *checklist*	Relatado na página nº
Resumo			
Resumo estruturado	2	Apresente um resumo estruturado incluindo, se aplicável: referencial teórico; objetivos; fonte de dados; critérios de elegibilidade; participantes e intervenções; avaliação do estudo e síntese dos métodos; resultados; limitações; conclusões e implicações dos achados principais; número de registro da revisão sistemática.	
Introdução			
Racional	3	Descreva a justificativa da revisão no contexto do que já é conhecido.	
Objetivos	4	Apresente uma afirmação explícita sobre as questões abordadas com referência a participantes, intervenções, comparações, resultados e delineamento dos estudos (PICOs).	
Métodos			
Protocolo e registro	5	Indique se existe um protocolo de revisão, se e onde pode ser acessado (ex.: endereço eletrônico), e, se disponível, forneça informações sobre o registro da revisão, incluindo o número de registro.	
Critérios de elegibilidade	6	Especifique características do estudo (ex.: PICOs, extensão do seguimento) e características dos relatos (ex.: anos considerados, idioma, a situação da publicação) usadas como critérios de elegibilidade, apresentando justificativa.	

(continua)

Apêndices

(continuação)

Seção/Tópico	Nº	Item do *checklist*	Relatado na página nº
Fontes de informação	7	Descreva todas as fontes de informação na busca (ex.: bases de dados com datas de cobertura, contato com autores para identificação de estudos adicionais) e data da última busca.	
Busca	8	Apresente a estratégia completa de busca eletrônica para pelo menos uma base de dados, incluindo os limites utilizados, de forma que possa ser repetida.	
Seleção dos estudos	9	Apresente o processo de seleção dos estudos (isto é, rastreados, elegíveis, incluídos na revisão sistemática, e, se aplicável, incluídos na metanálise).	
Processo de coleta de dados	10	Descreva o método de extração de dados dos artigos (ex.: formulários piloto, de forma independente, em duplicata) e todos os processos para obtenção e confirmação de dados dos pesquisadores.	
Lista dos dados	11	Liste e defina todas as variáveis obtidas dos dados (ex.: PICOs, fontes de financiamento) e quaisquer suposições ou simplificações realizadas.	
Risco de viés em cada estudo	12	Descreva os métodos usados para avaliar o risco de viés em cada estudo (incluindo a especificação se foi feito no nível dos estudos ou dos resultados), e como esta informação foi usada na análise de dados.	
Medidas de sumarização	13	Defina as principais medidas de sumarização dos resultados (ex.: risco relativo, diferença média).	

(continua)

METODOLOGIA CIENTÍFICA PARA A ÁREA DE SAÚDE

(continuação)

Seção/Tópico	Nº	Item do *checklist*	Relatado na página nº
Síntese dos resultados	14	Descreva os métodos de análise dos dados e combinação de resultados dos estudos, se realizados, incluindo medidas de consistência (ex.: p-valor) para cada metanálise.	
Risco de viés entre estudos	15	Especifique qualquer avaliação do risco de viés que possa influenciar a evidência cumulativa (ex.: viés de publicação, relato seletivo nos estudos).	
Análises adicionais	16	Descreva métodos de análise adicional (ex.: análise de sensibilidade ou análise de subgrupos, metarregressão), se realizados, indicando quais foram pré-especificados.	
Resultados			
Seleção de estudos	17	Apresente números dos estudos rastreados, avaliados para elegibilidade e incluídos na revisão, razões para exclusão em cada estágio, preferencialmente por meio de gráfico de fluxo.	
Características dos estudos	18	Para cada estudo, apresente características para extração dos dados (ex.: tamanho do estudo, PICOs, período de acompanhamento) e apresente as citações.	
Risco de viés em cada estudo	19	Apresente dados sobre o risco de viés em cada estudo e, se disponível, alguma avaliação em resultados (ver item 12).	
Resultados de estudos individuais	20	Para todos os desfechos considerados (benefícios ou riscos), apresente para cada estudo: (a) sumário simples de dados para cada grupo de intervenção e (b) efeitos estimados e intervalos de confiança, preferencialmente por meio de gráficos de floresta.	

(continua)

Apêndices

(continuação)

Seção/Tópico	Nº	Item do *checklist*	Relatado na página nº
Síntese dos resultados	21	Apresente resultados para cada metanálise feita, incluindo intervalos de confiança e medidas de consistência.	
Risco de viés entre estudos	22	Apresente resultados da avaliação de risco de viés entre os estudos (ver item 15).	
Análises adicionais	23	Apresente resultados de análises adicionais, se realizadas (ex.: análise de sensibilidade ou subgrupos, metarregressão [ver item 16]).	
Discussão			
Sumário da evidência	24	Sumarize os resultados principais, incluindo a força de evidência para cada resultado, considere sua relevância para grupos-chave (ex.: profissionais de saúde, usuários e formuladores de políticas).	
Limitações	25	Discuta limitações no nível dos estudos e dos desfechos (ex.: risco de viés) e no nível da revisão (ex.: obtenção incompleta de pesquisas identificadas, viés de relato).	
Conclusões	26	Apresente a interpretação geral dos resultados no contexto de outras evidências e implicações para futuras pesquisas.	
Financiamento			
Financiamento	27	Descreva fontes de financiamento para revisão sistemática e outros suportes (ex.: suprimento de dados); papel dos financiadores na revisão sistemática.	

Fonte: Galvão TF, Pansani TSA, Harrad D. Principais itens para relatar revisões sistemáticas e metanálises: a recomendação PRISMA. Tradução para o português do documento: Moher D, Liberati A, Tetzlaff J, Altman DG. The PRISMA Group: prefered reporting itens for systematic reviews and meta-analyses. Epidemiol Serv Saúde. Brasília. 2006;15(1).

Índice Alfabético

A

Achado, 52
Amostra
- tamanho da, 115
Análise
- interina, 104
- por protocolo, 67, 117
- primária, 104
- secundária, 104
- ANVISA, 4, 124
- *Arm*, 28

B

Boas Práticas Clínicas, 18
Braço(s), 28
- comparador ativo, 29
- comparador de nenhuma intervenção, 31
- comparador de placebo, 29
- comparador simulado, 30
- do ensaio, 32
- experimental, 29

C

Cegamento, 54

METODOLOGIA CIENTÍFICA PARA A ÁREA DE SAÚDE

Clinicamente importante, 189
Clínico(s)
- como se julga a qualidade de um estudo, 179
- ensaio(s), 23, 124
- - cm farmacologia, 124
- - em cirurgia, 142
- estudo, 19
Cochrane
- colaboração, 171
- *Handbook*, 172
Comissão Nacional de Ética em Pesquisa (CONEP), 4, 10
Comitê de Ética em Pesquisa (CEP), 10, 107, 142
Confundimento, 62
Conselho Nacional de Saúde (CNS), 4
Consentimento Informado (CI), 7
CONSORT
- enunciados, 109, 190
- fluxograma, 113
- grupo, 109, 179
Controle
- histórico, 25, 28
- negativo, 25
- positivo, 25
Covid-19, 48, 100, 107, 131
Critérios
- de elegibilidade, 13
- de exclusão, 12
- de inclusão, 12
Crossover, 87

D

Dado(s), 2
- análise estatística dos, 70
- censurados, 119
- discrepantes, 116

Índice Alfabético

- faltantes ou perdidos, 116
- imputação de, 118
- numéricos, 2
- obtidos de forma não ética, 119
Delineamento(s)
- adaptável, 108
- complexos, 98
- cruzado, 87
- do ensaio, 76
- fatorial, 91
- por órgãos emparelhados, 89
- validade do, 114
Desfecho(s), 49, 52
- combinado, 52
- de um ensaio, 49
- moles, 49
- primários, 49
- secundários, 49
- substituto, 52
Documentos de arquivo, 183
Dropouts, 15, 117

E

Efeito(s)
- adversos graves, 17
- da droga, 64
- residual, 64, 88
Ensaio(s), 23
- aberto, 53, 58
- braço do, 28
- cego simples, 54
- clínico(s)
- - antes e depois, 90
- - com vacinas, 131
- - controlado e pré-randomizado, 42, 43

METODOLOGIA CIENTÍFICA PARA A ÁREA DE SAÚDE

- - controlado e randomizado, 38
- - controlado e randomizado por metades do corpo, 90
- - controlado, não randomizado, 36, 37
- - definição de, 124
- - randomizado, 76
- de equivalência, 139
- de não inferioridade, 140
- de superioridade, 138
- delineamento do, 76
- desbalanceado, 78
- desfecho de um, 49
- duplamente cego, 53, 55
- duplo cego, 55
- em cirurgia, 142
- em paralelo, 28
- exploratórios, 133
- mal planejados, 103
- multicêntricos, 97
- não randômicos "antes e depois", 90
- pragmáticos, 133
- randomizados, 103
- triplamente cego, 56
- triplo cego, 56
Estatística, 185
Estatisticamente significante, 189
Estratificação, 83
Estratos, 82
Estudo(s)
- clínico
- coorte, 149
- - prospectivo, 150
- - retrospectivo, 152
- de casos, 161
- - descritivos, 162
- - explicativos, 162

Índice Alfabético

- - exploratórios, 163
- - instrumental, 163
- - intrínseco, 163
- de caso-controle, 157
- de prevalência, 160
- observacionais, 20, 147
- transversal, 159
Ética, 35
Eventos adversos graves, 17
Exatidão, 114

F

Farmacologia
- ensaios clínicos em, 124
- fases de uma pesquisa clínica em, 124
Fase(s)
- de uma pesquisa clínica em farmacologia, 124
- I, 125
- II, 126
- - a, 130
- - b, 130
- III, 127
- IV, 128
- 0, 130
Folha(s) de verificação, 109, 173, 179
Follow-up, 71

G

Grupo-controle, 26

I

Índice, 49
Indústria farmacêutica, 75
Inscrição, 14

METODOLOGIA CIENTÍFICA PARA A ÁREA DE SAÚDE

Intenção de tratar, 67
- princípio de, 117
Interação entre os tratamentos, 95

L

Linhas de base, 14
Literatura
- revisão sistemática da, 170
LOCF, 70

M

Medicina baseada em evidências, 1, 142, 167
Metadados, 118
Metanálise, 174
Milgram, 59
- experimentos de, 60

P

Paciente, 6
Participante(s)
- de pesquisa, 5
- ingênuos em ensaios clínicos, 58
Período
- de eliminação, 64
- de pré-randomização, 66
- de *run-in*, 65
- introdutório, 65
Pesquisa(s), 1
- achados da, 52
- aplicada, 2
- básica, 2
- benefício da, 18
- centro de, 16
- científica, 3, 112

- clínica no Brasil, 98
- coordenadas do exterior ou com participação estrangeira, 98
- dano associado ou decorrente da, 16
- documental, 183
- em reprodução humana, 5
- envolvendo seres humanos, 4
- método de, 2
- participante de, 5
- planejamento da, 13
- pré-clínicas *in vitro*, 124
- pré-clínicas *in vivo*, 124
- protocolo de, 9
- qualitativa, 2
- quantitativa, 2
- sujeito de, 5
- voluntários de, 6
Pesquisador(es), 18, 27, 59
- coordenador, 97
Placebo, 26
Pragmatic Explanatory Continuum Indicator Summary (PRECIS), 136
Precisão, 114
Pré-randomização, 41
PRISMA, 172
Projetos multicêntricos, 96
Protocolo
- análise por, 67
- violações de, 67
p-valor, 187

R

Randomização, 33
- alternativa para a, 40
- blocada, 78, 87
- estratificada, 82, 87
- simples, 87

METODOLOGIA CIENTÍFICA PARA A ÁREA DE SAÚDE

Recrutamento, 14, 65
Registro Brasileiro de Ensaios Clínicos (ReBEC), 11
Relatório
- final, 106
- parcial, 105
- provisório de estudo clínico, 105
Resultados negativos, 191
Rosenthal, 59
Run-in, 65

S

Saúde
- Biblioteca Virtual da, 178
- vocabulário Descritores em Ciências da, 178
Série de casos, 161
Stanley Milgram, 61
Sujeitos ingênuos, 59

T

Termo
- de Assentimento, 7
- de Consentimento Livre e Esclarecido (TCLE), 7
Teste
- de efetividade, 126
- de eficácia em grandes amostras, 127
- de segurança, 125
- estatístico, 185
Triagem, 12, 14, 65

V

Vacina(s), 131
- cálculo de eficácia das, 134
- estágios de desenvolvimento das, 132

Validade
- externa, 67, 70, 115
- interna, 67, 70, 115
Variável resposta combinada, 50
Vulnerabilidade, 6

W

Washout, 64